L. A. ADRIAN

PETIT FORMULAIRE

DES

ANTISEPTIQUES

PARIS

OCTAVE DOIN ÉDITEUR

PETIT FORMULAIRE

DES

ANTISEPTIQUES

PETIT FORMULAIRE

DES

ANTISEPTIQUES

PAR

L.-A. ADRIAN

Pharmacien de 1re classe,
Membre de la Société de Thérapeutique,
de la Société de Médecine pratique,
de la Société de Pharmacie,
de la Société chimique de Paris, etc. etc

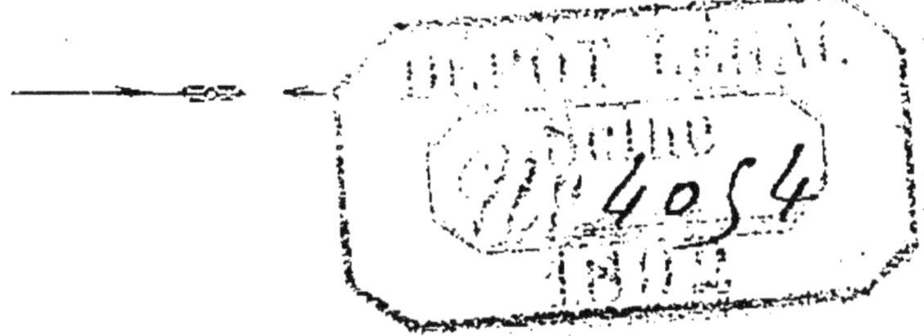

PARIS

OCTAVE DOIN, ÉDITEUR

8, place de l'Odéon, 8

1892

AVANT-PROPOS

On sait quelle place importante ont prise, dans les préoccupations de tous, au cours de ces dernières années, le rôle et l'emploi des agents antiseptiques et désinfectants, les services rendus par eux, et ceux qu'on est en droit de leur demander. Nous trouvons ces préoccupations à tous les degrés de l'échelle sociale, chez tous ceux qui ont charge d'âmes : depuis l'Etat, depuis les chefs et les directeurs des grandes agglomérations d'hommes (compagnies de chemins de fer, sociétés minières, agricoles, etc.) jusqu'aux chefs de famille, jusqu'aux simples particuliers, responsables, chacun dans sa sphère d'action et de surveillance, des perturbations de la santé publique, au nom des lois de l'hygiène violées ou mal observées.

Mais c'est surtout le corps médical et pharmaceutique, dépositaire officiel et attitré des formules et des méthodes, qui a le devoir de s'inquiéter de la qualité, de la bonne préparation et des meilleures conditions d'application de ces agents.

Des études considérables ont été consacrées aux antiseptiques et désinfectants; ces études sont disséminées, tant en France qu'à l'étranger, dans de volumineux ouvrages spéciaux ou dans des monographies publiées par des recueils scientifiques.

Nous avons fait, avec beaucoup de soin, un choix parmi tous ces travaux; nous en avons extrait, pour les rassembler sous une forme concise, claire et précise, les théories de l'antisepsie et les formules qu'un contrôle scientifique rigoureux nous a autorisé à adopter comme définitives. En récompense de nos efforts, nous demandons au corps médical et pharmaceutique, pour lui épargner des investigations toujours laborieuses et souvent impossibles, la permission de lui offrir les résultats de nos recherches, condensés et résumés dans ce petit volume qui constitue, croyons-nous, un véritable *formulaire* de la science antiseptique.

Parmi les auteurs et expérimentateurs que nous avons consultés, nous nous faisons un devoir de citer MM. Bouchard, Cornil et Babès, Dubief, Duclaux, Dujardin-Beaumetz. Koch, Le Gendre, C. Paul, Valin, Vinay, etc. Nous avons également consulté avec fruit, entre autres publications, les collections du *Bulletin de Thérapeutique*, du *Journal de Pharmacie et de Chimie*, et des *Nouveaux Remèdes*.

Notre formulaire est divisé en trois parties :

Première partie : Considérations générales. — Dans ce chapitre, nous avons exposé succinctement les théories et les lois qui servent de bases à la science antiseptique, tout en effleurant les grands problèmes de pathologie générale, placés d'ailleurs en dehors de notre sujet. Nous avons fait suivre ces considérations de quelques renseignements sommaires sur la valeur différentielle du pouvoir bactéricide des produits antiseptiques, sur leur degré d'activité propre, sur leurs *doses* maxima et minima, et enfin sur leur mode d'emploi.

Deuxième partie : Nomenclature alphabétique des antiseptiques indépendamment de leurs propriétés thérapeutiques.

Troisième partie : Ce chapitre est consacré à l'étude générale des désinfectants et à la revue des divers procédés mis en usage pour désinfecter les personnes contaminées ou suspectes, les hôpitaux, les casernes, les trains de chemins de fer, les navires, les maisons d'habitation et tous autres lieux infectés.

Puisse ce volume rendre les services que nous en espérons !

Nous aurons fait œuvre utile.

ADRIAN.

PREMIÈRE PARTIE

I

Généralités sur les Antiseptiques.

Toutes les fois que l'organisme humain se
trouve aux prises avec une maladie infectieuse, il faut ne pas perdre de vue les deux
éléments vraiment importants de la question :
le *microbe pathogène* et le *terrain*. S'il est
incontestable que, sans microbe, il n'est pas
de maladie infectieuse, il est non moins certain que, sans un terrain propice au développement et à la pullulation de la bactérie qui
voudrait élire domicile chez lui, l'organisme
se débarrassera bientôt de cet hôte dangereux. C'est même la nature du terrain qui,
d'après les vues les plus nouvelles, est la

raison principale, peut-être même la cause unique, de cette propriété si étrange au premier abord que possèdent des individus isolés ou des espèces entières de n'être jamais infectés par des microbes qui sont cependant pathogènes au premier chef pour d'autres individus ou d'autres espèces.

Cette immunité, acquise ou congénitale, quelle qu'en soit du reste l'explication, nous montre suffisamment l'importance capitale qu'il faut attacher à la notion du terrain. Nous sommes de toutes parts entourés de microbes, pathogènes à divers degrés, qui n'attendent que l'occasion de nous envahir et de se fixer dans nos tissus et dans nos humeurs. Les portes d'entrée ne font jamais défaut à ces infiniment petits. Qui de nous peut affirmer catégoriquement qu'il n'y a pas quelque part une brèche dans son épiderme protecteur, et que l'épithélium de ses muqueuses est partout intact ? Et néanmoins, malgré les assauts incessants que nous livrent ces ennemis invisibles, beaucoup de personnes atteignent le terme de leur existence sans avoir jamais ressenti l'atteinte des microbes, sans avoir jamais souffert d'une maladie infectieuse quelconque.

A vrai dire, notre corps est un milieu de culture peu propice aux microbes pathogènes ; il possède en outre, comme l'a démontré le professeur Bouchard, d'énergiques moyens de défense : à la moindre attaque dirigée sur un de nos organes, tous les appareils constituant l'organisme entrent en mouvement, toutes ses forces disponibles sont mobilisées : la réaction éclate énergique, vive, puissante, la fièvre s'allume, les oxydations s'exécutent avec plus d'intensité, les leucocytes accourent en quantité innombrable à l'endroit menacé, les éléments fixes se multiplient avec une rapidité vertigineuse, la circulation s'accélère, le sang lave abondamment les parties contaminées ; et, bientôt, l'élément étranger morbigène est étouffé, détruit, expulsé du corps.

Cette réaction salutaire se produit toutes les fois que l'organisme ne se trouve pas sous l'influence plus ou moins lointaine d'une maladie antérieure, que l'état général est satisfaisant, que la nutrition des tissus n'est pas viciée. En effet « l'homme sain n'est pas hospitalier pour le microbe. Presque constamment envahi par les agents infectieux, il réagit contre eux et, dans cette lutte, garde généralement le dessus... Il n'en est pas de même quand sa vitalité est amoindrie : alors ses moyens de défense diminuent. De même qu'on voit se couvrir de joncs des terrains où quelques circonstances insolites s'opposent à l'écoulement des eaux, de même quelques microbes peuvent envahir l'organisme humain dont la santé fléchit, quand, par le fait d'un trouble de la nutrition, la constitution chimique de l'organisme s'est modifiée. » (*Professeur Bouchard.*)

Cette sauvegarde, l'organisme la doit à la vitalité normale des éléments constituants. Mais qui dit vie, dit désassimilation, élaboration de déchets devant être rejetés du corps sous peine de voir éclater des phénomènes d'auto-intoxication. La vie est la résultante d'un double mouvement continu de genèse et de mort; les parties mortes, détruites, doivent être converties en principes plus simples et éliminées le plus rapidement

possible. L'assimilation, aussi bien que la désassimilation, s'accomplissent partout et toujours avec l'aide des microbes qui, loin d'être
constamment nos ennemis implacables, nous
prêtent souvent au contraire leur concours
précieux, dans le fonctionnement régulier
des actes et des processus indispensables
pour l'entretien et la continuation de notre
existence.

Mais à côté des microbes bienfaisants, il
existe un grand nombre de bactéries pathogènes dont la vie et le développement sont la
cause de toutes les maladies infectieuses.
C'est surtout par leurs ptomaïnes que ces
microbes deviennent nuisibles ; la démonstra-
tion n'en est plus à faire. Les produits de la
vie des bactéries, soumis à une température
élevée ou bien passés au filtre de Chamber-
land, sont encore toxiques au plus haut degré
et provoquent les mêmes affections que les
microbes dont ils proviennent. Ce n'est pas
tant au microbe par lui-même, ni aux dégâts
mécaniques et nécrobiotiques qu'il cause directement, non plus qu'à l'appauvrissement de
l'organisme, qu'on doit surtout imputer les

phénomènes morbides que produit l'envahissement de l'être vivant par les agents pathogènes ; ces phénomènes sont dus bien plutôt à l'action des poisons que ces parasites répandent dans notre organisme. La nutrition des éléments imprégnés de ces matières nocives s'accomplit mal, les échanges s'opèrent d'une manière anormale, les moyens de défense dont dispose l'organisme ne suffisent plus, et l'être succombe après une lutte plus ou moins prolongée.

On voit donc que le but du médecin doit être double : d'une part fortifier l'organisme, mettre le terrain en état de non-réceptivité, de non-susceptibilité, et, d'autre part, rendre inoffensifs les produits élaborés par les microbes.

Nous ne nous arrêterons pas plus longtemps sur le premier point, qui ne rentre pas dans notre domaine et relève plutôt de l'hygiène. Il suffit d'avoir montré toute l'importance du *terrain*, pour que le médecin n'oublie jamais que, avant d'agir efficacement sur l'élément pathogène et de remédier aux désordres occasionnés par celui-ci dans l'organisme, il faut avant tout chercher à mettre cet organisme en état de lutter victorieusement contre le microbe envahisseur.

Ce qui nous intéresse le plus, au point de vue particulier qui sert d'objectif à ce formulaire, c'est la diminution de la virulence du microbe, l'arrêt complet ou l'entravement de sa pullulation et de son développement.

Pour atteindre ce but, on se sert des substances *antiseptiques*. Sont appelés *antiseptiques* ou *désinfectants*, tous les nombreux agents chimiques qui ont une action très marquée sur le ralentissement ou sur l'arrêt complet de la pullulation et de la vie des microrganismes (*Cornil et Babès*).

Mais, tout d'abord, il faut commencer par répondre à cette question qui se pose d'elle-même : est-il possible d'entraver la vie des microrganismes sans nuire en même temps aux éléments si délicats de l'organisme humain? Les substances antiseptiques qui diminuent ou arrêtent le développement de ceux-là, ne sont-elles pas en même temps des poisons violents pour ceux-ci? En d'autres termes, la médication antiseptique est-elle admissible dans l'état actuel de nos connaissances ?

Il va sans dire que là où il s'agit d'un cas de pathologie externe, où la partie infectée est facilement accessible aux substances antiseptiques, où le sacrifice d'une portion des tissus n'est en rien préjudiciable à l'économie, les antiseptiques ont déjà obtenu droit de cité en thérapeutique, et personne n'élève d'objection sur leur emploi courant en chirurgie. Mais, en médecine interne, peut-on faire l'antisepsie intestinale, par exemple, sans mettre en péril l'existence même du sujet malade ? L'absorption de l'antiseptique ne deviendra-t-elle pas dangereuse ?

C'est ici qu'interviennent utilement les quelques notions de pathologie générale que nous avons rappelées sommairement plus haut, d'après les auteurs qui ont étudié cette importante question. Puisque le véritable danger des microbes est dans les ptomaïnes qu'ils sécrètent et qui s'accumulent dans nos tissus, la destruction complète des microrganismes importe beaucoup moins que la nécessité de donner à l'organisme le temps d'agir sur l'élément infectieux, et de mettre celui-ci hors d'état de verser dans le courant sanguin des produits qui, charriés dans tous les coins et les recoins, paralysent l'activité normale des éléments constitutifs. Or l'expérience a démontré (voir plus bas les expériences de Bouchard) que certaines substances médicamenteuses, employées à des doses de beaucoup inférieures à celles qui provoqueraient des phénomènes d'intoxication, sont cependant antiseptiques, c'est-à-dire qu'elles s'opposent à l'élaboration des substances nocives des microbes.

On entrevoit facilement la portée de cette constatation importante : les résultats cliniques obtenus par cette méthode d'antisepsie médicale sont venus confirmer pleinement les suppositions théoriques. L'antisepsie médicale a donc fait ses preuves ; elle compte déjà à son actif un grand nombre de succès éclatants, même dans des cas où l'on avait échoué auparavant avec toutes les autres méthodes de traitement.

II

Valeur comparative des Antiseptiques.

Le nombre des antiseptiques proposés ou recommandés par les auteurs et les expérimentateurs est considérable et augmente sans cesse. Il importe donc au médecin et au chirurgien de connaître la valeur comparée de ces divers produits, pour pouvoir choisir en connaissance de cause l'antiseptique le mieux approprié à chaque cas particulier. Les divers antiseptiques ne se comportent pas tous de la même manière envers les différents microbes pathogènes : tel médicament qui se sera montré énergique contre un microbe, restera inactif ou peu efficace dans la lutte avec un autre microbe. De plus, les spores d'un microbe sont beaucoup plus résistantes que le même individu à l'état adulte; en outre, la résistance d'un même microbe à un même antiseptique varie notablement suivant la composition chimique du milieu où il a été semé.

Il y a là, comme on le voit, une foule de considérations qui rendent singulièrement laborieuses les expériences entreprises pour éclaircir une partie toute nouvelle de la pathologie; aussi, ne doit-on pas être trop sévère pour les contradictions nombreuses qu'on peut relever entre les résultats rapportés par les auteurs qui ont fait des recherches de laboratoire. Tous ces travaux représentent d'importants documents qui se contrôlent les uns par les autres, et c'est par leur étude consciencieuse et par leur interprétation raisonnée, qu'il est possible d'arriver à un exposé déjà satisfaisant de la question.

C'est ainsi que, sans nous arrêter à toutes les recherches entreprises dans ce sens et à la détermination de la valeur comparée des divers antiseptiques, nous croyons plus utile de donner des tableaux où sont consignés les résultats obtenus par *Buchholtz, Jalan de la Croix, Koch, Bouchard, Martens, Constantin Paul* et *Behring,* dont les travaux font aujourd'hui autorité dans la question de l'*antisepsie.*

A. Expériences de Buchholtz.

L. Buchholtz a étudié la résistance des organismes inférieurs de la même espèce dans le liquide alimentaire suivant :

Sucre candi......................	10 grammes.
Tartrate d'ammoniaque........	1 gramme.
Phosphate de chaux...........	0^{gr},50
Eau...........................	1000 grammes.

Voici les résultats de ses expériences :

Empêchent le développement des bactéries	Au degré de dilution suivant :
Bichlorure de mercure.........	1:20000
Thymol.......................	1:2000
Benzoate de sodium...........	1:2000
Créosote.....................	
Essence de thym.............	
Carvol.......................	1:1000
Acide benzoïque.............	
Acide méthyl-salicylique.......	
Acide salicylique.............	
Eucalyptol...................	1:666
Essence de Carvi.............	1:500
Salicylate de soude...........	1:250
Phénol.......................	1:200

Empêchent le développement des bactéries.	Au degré de dilution suivant.
Quinine	1:200
Acide sulfurique	1:151
Acide borique...................	1:133
Sulfate de cuivre.............	
Acide chlorhydrique.	1:75
Sulfate de zinc................	
Alcool.......................	1:30

Détruisent le pouvoir de reproduction des bactéries.	Au degré de dilution suivant.
Chlore.	1:25000
Iode	1:5000
Brome	1:3333
Acide sulfureux........	1:666
Acide salicylique.......	1:312
Acide benzoïque.............	1:250
Acide méthylsalicylique.	
Thymol	1:200
Carvol........................	
Acide sulfurique...	1:161
Créosote .. ...,.	1:100
Phénol............... ..	1:45
Alcool.	1:25

B. Expériences de Jalan de la Croix.

α. Tableau indiquant la résistance différente des bactéries et de leurs spores.

I

	Les bactéries vivantes, en plein développement, nées dans l'infusion de graines de tabac, puis transportées dans le liquide de Buchholtz, additionné des proportions suivantes de désinfectants :	
	Meurent.	Résistent.
Sublimé corrosif...... .	1:20000	»
Benzoate de soude.....	1:2000	1:2149
Thymol...............	1:2000 (?)	1:4000
Acide benzoïque... ...	1:1000	1:1250
Créosote.............	1:1000 (?)	1:2000 (?)
Acide salicylique	1:932	1:1863
Eucalyptol.......... ..	1:666	1:1000
Acide phénique..... ..	1:500	1:1000
Salicylate de soude	1:217	1:433
Acide sulfurique.......	1:152	1:202
Acide borique........	1:133	1:200
Sulfate de cuivre......	1:133	1:200
Acide chlorhydrique ..	1:75	1:100
Chlorhydrate de quinine	1:50	1:63
Sulfate de zinc........	1:50	1:67
Alcool...............	1:50 (?)	1:31 (?)

I I

	Doses qui stérilisent sans retour les germes des bactéries du tabac transportés dans le liquide de Buchholtz.	
	Stérilisent.	Ne stérilisent pas.
Chlore gazeux....	1:27777	1:33333
Iode métallique........	1:5714	1:6410
Brome...............	1:3333	1:5000
Acide sulfureux........	1:666	1:1104
Thymol..............	1:200	1:1000
Acide benzoïque.	1:250	1:340
Créosote	1:100	1:200
Acide salicylique......	1:362	1:675
Acide phénique........	1:25 (?)	1:50 (?)
Acide sulfurique.......	1:161	1:208
Alcool............. ..	1:4,5	1:4,78

β *Tableaux des doses d'antiseptiques nécessaires pour stériliser et tuer les bactéries et leurs germes dans des milieux différents.*

I. *Dose minima de substance antiseptique capable d'empêcher le bouillon ou le jus de viande vierge de se remplir de bactéries quand on l'ensemence avec deux gouttes de bouillon chargé de bactéries bien développées.*

ANTISEPTIQUE (Proportions calculées en poids du corps chimiquement pur.)	a Dose en poids qui empêche le développement, dans un bouillon *neuf*, des bactéries qui y sont directement portées par quelques gouttes de bouillon infecté.		b Dose qui stérilise les *germes* des bactéries directement portées dans le bouillon.	
	Empêche.	n'empêche pas.	Stérilise.	Ne stérilise pas.
Sublimé	1:25250	1:50250	1:10250	1:12750
Chlore	1:30208	1:37649	1:4911	1:6824
Chlorure de chaux (à 986 de chlore)	1:11135	1:13092	1:488	1:678
Acide sulfureux	1:6448	1:8515	1:135	1:223
Acide sulfurique	1:5734	1:8020	1:205	1:306
Brome	1:6308	1:7844	1:769	1:1912
Iode métallique	1:5020	1:6687	»	1:2010
Acétate d'alumine	1:4268	1:5435	1:59	1:80
Essence de moutarde	1:3353	1:5734	1:220	1:306
Acide benzoïque	1:2867	1:4020	1:50	1:77
Borosalicylate de soude	1:2860	1:3777	1:303	1:394
Acide picrique	1:2005	1:3041	1:706	1:841
Thymol	1:1340	1:2229	1:109	1:212
Acide salicylique	1:1003	1:1121	1:343	1:454
Hypermanganate de potasse	1:1001	1:1433	1:100	1:150
Acide phénique	1:669	1:1002	1:22	1:42
Chloroforme	1:20	1:112	»	1:80
Borate de soude	1:62	1:77	»	1:14
Alcool	1:21	1:35	1:4,4	1:8
Eucalyptol	1:14	1:20	»	1:2,03

II. *Dose nécessaire pour tuer ou immobiliser dans le bouillon les bactéries qui y sont très vivantes et en plein développement.*

ANTISEPTIQUE (Proportions calculées en poids du corps chimiquement pur.)	*a* Dose qui tue les bactéries déjà en plein développement dans le bouillon.		*b* Dose qui stérilise les *germes* des bactéries ainsi immobilisées.	
	Tue.	Ne tue pas.	Stérilise.	Ne stérilise pas.
Sublimé..............	1:5805	1:6500	1:12500	1:5250
Chlore	1:22768	1:30208	1:431	1:460
Chlorure de chaux (à 986 de chlore)........	1:3720	1:4460	1:170	1:258
Acide sulfureux........	1:2009	1:4985	1:190	1:273
Acide sulfurique.......	1:2020	1:3353	1:116	1:205
Brome	1:2550	1:4050	1:336	1:550
Iode métallique	1:1548	1:2010	1:410	1:510
Acétate d'alumine	1:427	1:835	1:64	1:92
Essence de moutarde..	1:591	1:820	1:28	1:40
Acide benzoïque.......	1:410	1:510	1:121	1:210
Borosalicylate de soude	1:72	1:110	1:30	1:50
Acide picrique	1:1001	1:1433	1:150	1:200
Thymol...............	1.109	1:212	1:20	1:36
Acide salicylique	1:60	1:78	»	1:35
Hypermanganate de potasse............. .	1:150	1:200	1:150	1:200
Acide phénique..	1:22	1:42	1:2,66	1:4
Chloroforme..........	1:112	1:134	»	1:0,8
Borate de soude.......	1:48	1:69	»	1:12
Alcool...............	1:4,4	1:6	»	1:1,18
Eucalyptol..	1:116	1:205	»	1:5,83

III. *Dose nécessaire pour empêcher le développement quasi-spontané* **dans du bouillon cuit,** *des germes de bactéries contenus dans l'air.*

ANTISEPTIQUE (Proportions calculées en poids du corps chimiquement pur.)	*a* Dose qui empêche le développement spontané des bactéries dans le jus de viande *cuit* abandonné à l'air libre.		*b* Dose qui stérilise les *germes* des bactéries développées spontanément dans le bouillon *cuit*.	
	Empêche.	N'empêche pas.	Stérilise.	Ne stérilise pas.
Sublimé.............	1:10250	1:2750	1:6500	1:10250
Chlore	1:28881	1:37589	1:1008	1:1027
Chlorure de chaux (à 986 de chlore).......	1:3148	1:4716	1:109	1:134

	Empêche.	N'empêche pas.	Stérilise.	Ne stérilise pas.
Acide sulfureux........	1:8515	1:12649	1:325	1:422
Acide sulfurique.......	1:5734	1:8020	1:306	1:420
Brome...............	1:13931	1:20875	1:493	1:603
Iode métallique........	1:10020	1:20020	1:510	1:724
Acétate d'alumine	1:4268	1:4778	1:937	1:1244
Essence de moutarde..	1:3353	1:5734	1:77 (?)	1:108 (?)
Acide benzoïque.......	1:2877	1:4020	1:50	1:77
Borosalicylate de soude	1:1343	1:1694	1:35	1:50
Acide picrique.........	1:2005	1:3041	1:200	1:300
Thymol..............	1:1340	1:2229	1:109	1:212
Acide salicylique......	1:3003	1:6004	1:603	1:1003
Hypermanganate de potasse..............	1:2005	1:3041	1:101	1:150
Acide phénique........	1:402	1:502	1:22	1:42
Chloroforme..........	»	»	»	»
Borate de soude.......	1:30	1:43	»	1:14
Alcool...............	1:11	1:21	1:1,77	1:2,03
Eucalyptol...........	1:20	1:29	»	1:14

IV. *Dose nécessaire pour empêcher le même développement spontané*
dans un bouillon cru.

ANTISEPTIQUE (Proportions calculées en poids du corps chimiquement pur.)	a Dose qui empêche le développement spontané des bactéries dans le jus de viande *crû* abandonné à l'air libre.		b Dose qui stérilise les *germes* des bactéries développées spontanément dans le jus de viande *crû*.	
	Empêche.	N'empêche pas.	Stérilise.	Ne stérilise pas.
Sublimé................	1:7168	1:8358	1:2525	1:3358
Chlore	1:15606	1:23182	1:1061	1:1364
Chlorure de chaux (à 986 de chlore).......	1:286	1:519	1:153	1:286
Acide sulfureux	1:12649	1:16782	1:135	1:233
Acide sulfurique.......	1:3353	1:5734	1:72	1:116
Brome...............	1:5597	1:8375	1:875	1:336
Iode métallique........	1:2010	1:2867	1:843	1:919
Acétate d'alumine	1:6310	1:7535	1:478	1:584
Essence de moutarde..	1:3353	1:7534	1:40 (?)	1:60 (?)
Acide benzoïque.......	1:1439	1:2010	1:77	1:121
Borosalicylate de soude	1:2860	1:3777	1:35	1:50
Acide picrique.........	1:2005	1:3041	1:100	1:117
Thymol...............	1:1340	1:2229	1:20	1:36
Acide salicylique	1:1121	1:1677	1:343	1:450
Hypermanganate de potasse...............	1:300	1:403	1:35	1:50
Acide phénique........	1:502	1:669	»	1:10
Chloroforme...........	1:103	1:134	»	1:1,22
Borate de soude.......	1:107	1:161	»	1:37
Alcool...............	1:21	1:30	»	1:42
Eucalyptol.............	1:205	1:308	»	1:30

Chaque série de résultats donnés par Jalan de la Croix se compose de deux parties désignées par les lettres *a* et *b*. La lettre *a* indique la dose qui tue *les bactéries proprement dites* ou les empêche de continuer à se développer quand on les transporte dans un liquide nouveau qu'on veut infecter ; la lettre *b* indique la dose qui a détruit la vitalité des spores persistantes, des corpuscules-germes, en lesquels se résout d'ordinaire une bactérie qui disparaît, et par conséquent la dose qui *stérilise*.

Duclaux a résumé les faits précédents, sous une forme plus facile à comprendre, dans les tableaux suivants que nous empruntons aux ouvrages de Cornil et Babès et de Le Gendre.

Ici, les chiffres des substances désinfectantes expriment des millionièmes en poids du volume du liquide qu'on cherche à désinfecter, c'est-à-dire le nombre de milligrammes nécessaires pour empêcher le développement des bactéries, pour l'arrêter, en un mot pour stériliser un litre de jus de viande rempli de bactéries (d'après Le Gendre).

Le travail a été divisé en trois tableaux ;

si, par exemple, on prend la première ligne de chaque tableau, on voit qu'il faut de 20 à 40 milligrammes de sublimé pour empêcher des bactéries de se développer dans un litre de jus de viande (tableau n° 1) ; — de 154 à 170 milligrammes pour arrêter une fermentation bactérienne en plein développement dans le même liquide (tableau n° 2) ; — et enfin, de 66 à 80 milligrammes seulement pour stériliser un litre de bouillon et pour l'empêcher de se troubler quand on y sème des spores. On voit qu'il faut singulièrement varier la dose suivant l'indication que l'on veut remplir.

TABLEAU N° 1.

Résumé de Duclaux.

Tableau N° 1.

ANTISEPTIQUES (Corps purs.)	DOSES	
	Qui empêchent.	Qui n'empêchent pas.
Sublimé corrosif.......	40	20
Chlore	33	24
Chlorure de chaux à 98°	90	76
Acide sulfureux	155	117
Acide sulfurique... ...	170	120
Bromures.............	155	126
Iodures..............	200	150
Acétate d'alumine	235	184
Essence de moutarde..	300	175
Acide benzoïque.......	350	250
Borosalicylate de soude	350	264
Acide picrique........	500	330
Thymol..............	745	450
Acide salicylique......	1000	893
Hypermanganate de po-tasse...............	1000	700
Acide phénique........	1500	1000
Chloroforme....... ...	11110	8930
Borax.......	15140	12990
Alcool............ ...	47620	28570
Essence d'eucalyptus..	71400	50000

Tableau nº 2.

ANTISEPTIQUES Corps purs.	DOSES	
	Qui arrêtent.	Qui n'arrêtent pas
Sublimé corrosif......	170	154
Chlore................	44	33
Chlorure de chaux à 98°	268	224
Acide sulfureux	500	200
Acide sulfurique.......	500	300
Bromures.............	392	250
Iodures......	646	500
Acétate d'alumine	2350	1200
Essence de moutarde..	1690	1220
Acide benzoïque	2440	1960
Borosalicylate de soude	15890	9090
Acide picrique........	1000	700
Thymol	9175	4745
Acide salicylique......	18660	12820
Hypermanganate de potasse	6660	5000
Acide phénique........	45550	23810
Chloroforme...........	8930	7460
Borax	20830	14500
Alcool................	227300	166600
Essence d'eucalyptus..	8900	4800

Tableau N° 3.

ANTISEPTIQUES (*Corps purs.*)	DOSES	
	Qui stérilisent.	Qui ne stérilisent pas.
Sublimé corrosif.......	80	66
Chlore	2320	2170
Chlorure de chaux à 98°	5880	3875
Acide sulfureux........	5265	3660
Acide sulfurique.......	8620	4900
Bromures.............	2975	1820
Iodures..............	2440	1916
Acétate d'alumine	15620	10870
Essence de moutarde..	35700	25000
Acide benzoïque.......	8265	4760
Borosalicylate de soude	33330	20000
Acide picrique........	6660	5000
Thymol	50000	27780
Acide salicylique......	»	28570
Hypermanganate de potasse...............	6660	5000
Acide phénique........	376000	250000
Chloroforme	»	1250000
Borax	»	83350
Alcool...............	»	847000
Essence d'eucalyptus..	»	171500

Ces résultats de Duclaux, si intéressants à un point de vue général, sont commentés et critiqués de la manière suivante par Le Gendre :

« Ces expériences ne résolvent assurément qu'une portion très limitée du problème de la stérilisation des bacilles, car le mode d'action des désinfectants varie suivant la disposition et le siège des parties à stériliser.

« Tel agent excellent, le meilleur de tous, comme le sublimé, agira très bien en lotion et ne peut être donné à l'intérieur qu'à très faibles doses.

« Tel autre agent, comme l'oxygène, tue les bactéries lorsqu'il est mis en contact avec elles sous pression (*Paul Bert* et *Regnard*) ; mais il est difficile d'en faire l'application à l'homme autrement que sous forme d'eau oxygénée qui n'a pas toujours donné les heureux résultats qu'on en attendait.

« L'acide sulfureux tue les bactéries qui sont à la surface des objets. Employé en fumigations, il n'a pas d'effet si les parasites sont

en couche épaisse ou situés profondément,
parce qu'il ne pénètre pas les tissus. Cependant, si l'on met 1:1000 de cet acide dans
l'air d'une chambre, il suffit pour désinfecter les murs et la surface des objets. Mais
les spores ne sont pas détruites par ce procédé.

« L'iode, le brome ont plus d'action pour
empêcher le développement des spores des
bactéries. Leurs vapeurs tuent les spores
pourvu qu'elles restent environ un jour en
contact avec elles. *Davaine,* qui a fait les premières expériences exactes sur les désinfectants, avait constaté qu'il suffit de $0^{gr},007$
d'iode pour neutraliser l'action des bactéries
du charbon dans un litre de liquide où l'on
a mis 1 centigramme de sang charbonneux.
Avec le virus septicémique très dilué, il a
trouvé que 1/1000 d'iode suffit à la neutralisation complète.

« On remarque, dans les tableaux précédents, que l'acide phénique et l'alcool se trouvent parmi les désinfectants les moins efficaces. Un mélange d'une solution concentrée
d'acide phénique avec un volume d'alcool, ou

l'acide dissous directement dans le liquide, comptent assurément parmi les antiseptiques les plus sûrs. Mais, à mesure qu'on augmente la dilution de cet acide, ses propriétés actives diminuent. Il peut immobiliser les germes, mais il ne les tue plus. A la dose de 1 à 5 %, son effet n'est ni sûr, ni durable. Son efficacité, à l'état de vapeurs, est presque nulle. »

C. Expériences de Koch.

Les expériences de *Koch* sont importantes en ce sens que cet auteur a su se prémunir contre les erreurs inhérentes, à ces sortes de recherches. Nous résumons ces expériences d'après l'exposé de *Rossbach* et *Nothnagel* :

« Voici les faits remarquables qu'il (*Koch*) a mis en lumière :

« 1° Des fils de soie ayant été infectés avec

des *spores* de *sang de rate*, il a fallu les maintenir :

Pendant 7 j. dans une solution d'acide phénique à 1 °/₀
   — 3   —   —   —   4 °/₀
   — 2   —   —   —   5 °/₀

pour que la possibilité du développement de ces spores fût entièrement supprimée.

« Or, les agents de désinfection, *pour être pratiquement utilisables*, doivent agir rapidement (en 24 heures environ), parce que l'évaporation fait diminuer leur richesse en substance active ; il en résulte donc qu'*une solution d'acide phénique à 5 °/₀ ne serait pas suffisante pour donner lieu à une action désinfectante certaine sur les spores du sang de rate* (charbon), et que, pour arriver à ce résultat, une solution à 10 °/₀ serait peut-être nécessaire.

« 2° Au contraire, des matières ayant été infectées avec des BACILLES du sang de rate (bactéridies charbonneuses), en l'absence certaine des spores, *une solution d'acide phénique à 0,5 °/₀ a suffi pour produire des effets dé-*

sinfectants. Ayant mêlé du sang d'un animal atteint de charbon avec une quantité égale d'une solution d'acide phénique à 1 °/₀ et ayant injecté, au bout de peu de temps, ce mélange sous la peau d'un autre animal, on a constaté que ce dernier n'en était nullement infecté et qu'il ne présentait aucun phénomène morbide appréciable.

« L'acide phénique est donc un excellent moyen de destruction pour une certaine catégorie de microrganismes, et l'on peut même dire pour le plus grand nombre d'entre eux.

« 3° Le développement des *spores* charbonneuses et leur passage à l'état de bactéridies, dans une solution nutritive appropriée, par exemple dans le sérum sanguin, ont pu être empêchés, en faisant dissoudre, dans 850 parties de la solution nutritive, une partie d'acide phénique pur.

« Ces nombres, comme on le voit, concordent assez bien avec ceux obtenus par *Jalan de la Croix* au sujet de l'action de l'acide phénique sur le développement des bactéries du bouillon de viande.

« Il est d'autres bactéries qui sont moins influencées par l'acide phénique ; c'est ce que *Koch* a déjà pu constater par les expériences en question en voyant que, dans quelques vases où l'acide phénique empêchait le développement des spores charbonneuses, il se développait d'autres bactéries provenant des germes atmosphériques tombés accidentellement dans ces vases.

« 4° *L'acide phénique sous forme de vapeurs* ne produit d'effets désinfectants qu'avec l'aide d'une très haute température. De la terre imprégnée de bacilles ayant été exposée d'une manière continue à des vapeurs d'acide phénique, pendant quarante-cinq jours et à une température de 15 à 20° centigrades, on constata au bout de ce temps, c'est-à-dire au bout d'un mois et demi, que les bacilles y étaient aussi vivants et aussi susceptibles de développement que dans un autre échantillon de terre répandue également sur de la gélatine nutritive et qui n'avait point été traitée par l'acide phénique. Une température de 75°, agissant en même temps pendant deux heures, fut même insuffisante pour détruire complètement tous les germes.

« 5° Les composés de phénol sont tous inférieurs à l'acide phénique sous le rapport de leur efficacité sur les bactéridies charbonneuses ; celui qui se rapproche le plus de l'acide phénique est le sulfo-phénate de zinc ; celui dont les effets se sont montrés les plus faibles est le sulfo-phénate de sodium. Le vinaigre de bois brut non dilué n'agit pas avec plus d'intensité qu'une solution à 5 % d'acide phénique : le goudron de bois et celui de houille se sont montrés complètement inactifs.

« 6° *Dissous dans l'huile ou dans l'alcool, l'acide phénique ne manifeste pas la moindre action désinfectante ;* il en est de même de l'acide salicylique, du thymol. L'iode en solution alcoolique a une puissance de désinfection beaucoup moindre qu'en solution aqueuse. Non seulement les spores, mais encore les bactéridies charbonneuses, après être restées plus de trois mois dans l'huile phéniquée à 5 %, n'avaient éprouvé dans leur vitalité aucune modification.

« C'est seulement lorsque l'huile phéniquée est mise en contact avec des substances contenant de l'eau, — lorsqu'elle est appliquée sur des plaies, par exemple, — qu'elle laisse dégager une partie de son acide phénique, lequel exerce alors son action antiseptique. Mais, sur des matières entièrement sèches, l'huile phéniquée ne produit pas plus d'effet que l'huile pure.

« L'acide phénique n'ayant manifesté sur le poison charbonneux qu'une influence très restreinte, *Koch* a voulu voir comment se comporteraient dans les mêmes cas les autres substances vantées comme désinfectantes. Il s'est encore servi pour ces expériences de fils de soie imprégnés de *spores* charbonneuses. Une substance qui, en peu de temps, détruit la faculté de développement de ces spores, possède aussi, d'après les observations faites jusqu'ici, la faculté de tuer, dans le même temps à peu près et dans le même état de concentration, tous les autres germes des microrganismes. D'un autre côté, une substance qui n'est pas capable de venir à bout de germes d'infection aussi caractérisés que les spores charbonneuses, ne peut être considérée comme un agent sûr de désinfection. Voici à quels résultats ont conduit les expériences de *Koch* :

« De l'eau distillée, ainsi que de l'eau de pluie, après avoir agi pendant trois mois sur les spores en question, n'avaient pas affaibli le moins du monde, contrairement à l'observation de *Naegeli*, ni leur faculté de développement, ni leur puissance infectante.

« La glycérine et l'alcool (ce dernier dilué dans les proportions de 1 : 1 et de 1 : 2), à la suite d'une action qui avait duré jusqu'à quatre mois, ne s'étaient pas montrés capables de supprimer la faculté de développement des spores du charbon.

« L'acide chlorhydrique (à 2 %), l'acide sulfurique (à 1 %), l'acide sulfureux, et leurs sels, le chlorure de sodium et le chlorure de calcium, les sels métalliques en général, n'ont montré qu'une efficacité manifestement faible; ainsi, par exemple, une solution de perchlorure de fer à 5 % n'avait pas encore, au bout de deux jours, tué ou

rendu incapables de se développer les spores
de la bactéridie charbonneuse ; n'ont pas produit leur effet, après une action de deux à
douze jours, les solutions à 5 % de sulfate
de zinc, de sulfate de cuivre, de sulfate de
protoxyde de fer, de sulfate d'alumine, de
chromate et de bichromate de potasse, d'alun,
de chrome. Une solution de chlorure de zinc
à 5 % ne porta pas la moindre atteinte à
des spores qui, pendant un mois entier,
avaient séjourné dans cette solution.

« L'acide borique, le borax, le chlorure de
potassium, l'acide benzoïque, le benzoate de
soude, l'acide cinnamique et la quinine n'ont
manifesté qu'une influence remarquablement
faible sur la vie des spores ; ainsi des spores
ont pu séjourner pendant soixante-dix jours
dans une solution saturée d'acide benzoïque
sans perdre leur faculté de développement.
Aussi peu actives ont été les solutions alcooliques de thymol (à 5 %), d'acide salicylique
(à 5 %) ; ces substances n'ont pas été expé-
rimentées en solutions aqueuses.

« L'indol et le scatol, en solution concentrée, n'ont pas produit, même après avoir agi

pendant deux mois et demi, le moindre effet désinfectant.

« Le sulfure de carbone, le chloroforme, le benzol, le pétrole se sont montrés dépourvus de toute action désinfectante appréciable. Au contraire, deux substances chargées d'ozone, l'éther et l'essence de térébenthine, après avoir agi, le premier pendant huit jours et la seconde pendant un jour, n'ont laissé développer que quelques rares spores.

« Il n'y a eu que les solutions aqueuses de chlore, de brome (2 %) et d'iode, ainsi que celles de sublimé (1 %) et d'acide osmique (1 %), qui aient été capables de tuer, en 24 heures, les spores placées dans ces solutions; une solution d'acide arsénieux (à 0,1 %) n'a pu les tuer qu'en dix jours; le permanganate de potasse en solution à 1 % n a pu produire le même effet; il a fallu une solution à 5 %.

« 8° *Koch* a fait encore d'autres expériences semblables sur l'action exercée par un grand nombre de substances sur les *bactéridies* charbonneuses.

« Il est résulté tout d'abord de ces expériences, que des bactéridies conservées dans l'eau ont montré beaucoup moins de résistance à l'égard des antiseptiques que celles cultivées dans une solution nutritive (solution peptonisée d'extrait de viande) : le terrain sur lequel vivent les bactéridies a donc une grande importance sur leur vitalité. Il suffit, par exemple, pour tuer les premières, de traces d'iode, tandis que les secondes ne peuvent être tuées que par des solutions dont la concentration est au moins de 1 : 5000.

« Il en est résulté encore que les bactéridies se comportent, sous beaucoup de rapports, autrement que les spores ; il a été constaté notamment que, dans la solution de viande peptonisée, elles se laissent relativement peu influencer par les mêmes substances (iode, chlore) qui s'étaient montrées particulièrement toxiques pour les spores.

« Le tableau suivant montre quels sont les degrés de concentration auxquels diverses substances sont capables d'entraver ou de supprimer complètement le développement des *bactéridies* charbonneuses dans une solution de viande peptonisée ; les substances qui sont douées au plus haut degré du pouvoir de tuer les bactéridies, viennent en premier lieu ; les plus faibles sont à la fin.

SUBSTANCES EXPÉRIMENTÉES	Degré de concentration auquel l'accroissement des bacilles a commencé à être entravé.	Degré de concentration auquel l'accroissement des bacilles a été entièrement arrêté.
Sublimé..................	1:1000000	1:300000
Essence de moutarde.......	1:330000	1:33000
Alcool allylique...........	1:160000	—
Arsénite de potasse........	1:100000	1:10000
Thymol...................	1:80000	—
Essence de térébenthine...	1:75000	—
Acide cyanhydrique.......	1:40000	1:8000
Essence de menthe poivrée.	1:33000	—
Acide chromique..........	1:10000	1:5000
Acide picrique............	1:10000	supér. à 1:4000
Iode.....................	1:5000	—
Essence de girofle.........	1:5000	—
Acide salicylique..........	1:3300	1:1500
Permanganate de potasse..	1:3000	—
Camphre..................	1:2500	1:1250

SUBSTANCES EXPÉRIMENTÉES	Degré de concentration auquel l'accroissement des bacilles a commencé à être entravé.	Degré de concentration auquel l'accroissement des bacilles a été entièrement arrêté.
Eucalyptol.................	1:2500	supér. à 1:800
Acide chlorhydrique.......	1:2500	—
Borax.....................	1:2000	1:700
Acide benzoïque...........	1:2000	—
Brome....................	1:1500	—
Iode.....................	1:1500	—
Acide phénique...........	1:1250	—
Acide borique............	1:1250	1:800
Hydrate de chloral........	1:1000	supér. à 1:400
Quinine..................	1:830	1:625
Sulfure de calcium........	1:350	—
Chlorate de potasse.......	1:250	—
Acide acétique...........	1:250	—
Vinaigre de bois brut......	1:250	—
Sulfure de sodium........	supér. à 1:250	—
Benzoate de soude........	1:200	—
Alcool éthylique..........	1:100	1:12
Acétone..................	supér. à 1:100	—
Sel marin................	1:64	supér. à 1:24

« Remarquez combien est faible l'action de l'acide phénique, de l'acide borique, etc., relativement à celle du thymol, de l'alcool allylique et surtout du sublimé !

« Quant au chlorure de chaux, à l'alun, au sulfate de fer, au sulfate de zinc, à l'acétate de plomb, les proportions n'ont pu être déterminées exactement, à cause de la formation de précipités.

« 9° En distinguant les agents désinfectants proprement dits, c'est-à-dire ceux qui détruisent complètement les microrganismes, et les agents antiseptiques, c'est-à-dire ceux qui jouissent de la propriété de s'opposer à leur développement, on voit, d'après les expériences de *Koch*, que les agents de désinfection auxquels on pourrait penser pour les besoins de la pratique sont le chlore, le brome, le sublimé, et que ceux qui sont doués au plus haut degré de propriétés antiseptiques sont le sublimé et quelques huiles éthérées, le thymol et l'alcool allylique.

« De nouvelles expériences ont appris à *Koch* que le sublimé était, de tous les agents du même genre, celui qui était le mieux ap-

proprié aux besoins de la pratique ; une
application de sublimé à 1 : 1000 suffit à
elle seule pour tuer en quelques minutes
tous les germes des microrganismes, même
les plus résistants. Une solution à 1 : 5000,
appliquée une seule fois, suffirait même dans
le plus grand nombre des cas. Une solution
à 1 : 20000, même laissée en contact pendant
un certain temps avec la matière à désinfecter, n'a déjà plus qu'une action incertaine.
On peut objecter que les propriétés fortement
toxiques du sublimé s'opposent à la générali-
sation de son emploi ; mais il faut considérer
que cette substance a une action très rapide
et très sûre : 1/4 à 1/2 heure de contact
avec l'objet à désinfecter suffisent complètement, et l'on peut alors débarrasser, à
grande eau, l'objet, du sublimé qui le recouvre.
Il faut encore tenir compte du prix peu élevé
auquel revient l'opération ; *Koch* a calculé
que la désinfection de la cale d'un vaisseau
au moyen du sublimé nécessite une quantité
de substance dont le prix ne s'élève pas au
delà de 4 francs, tandis que la quantité d'acide
phénique nécessaire pour produire les mêmes

résultats ne coûterait pas moins de 38 francs.

« 10° D'après les nouvelles recherches de *Koch*, la puissance antiseptique du sublimé dans l'intérieur de l'organisme animal n'est nullement en rapport avec sa puissance désinfectante en dehors de cet organisme. Après avoir injecté à des animaux une quantité de sublimé bien supérieure à celle qui aurait été nécessaire pour détruire tous les germes du charbon en dehors de l'organisme, *Koch* leur inocula ensuite les germes de cette maladie : tous ces animaux, qui auraient dû rester indemnes, moururent cependant avec rapidité en présentant tous les symptômes du charbon, et cela bien qu'on eût continué à leur injecter du sublimé après l'éclosion de la maladie.

« On doit donc admettre, ou bien que le sublimé ne se distribue pas uniformément dans l'organisme, ou bien qu'il s'élimine trop rapidement pour qu'il puisse rester assez longtemps à l'état de concentration nécessaire, ou bien, enfin, qu'il subit, dans l'organisme animal, des transformations qui suppriment sa puissance antiseptique. »

Ces résultats expérimentaux sont certainement des plus instructifs, mais il faut reconnaître qu'ils seraient presque décourageants s'ils ne s'occupaient surtout de la bactéridie charbonneuse, dont les spores offrent une résistance considérablement supérieure à celle des agents infectieux qui nous menacent le plus souvent. Il résulte d'ailleurs, des faits rapportés par le professeur Bouchard, faits beaucoup plus importants au point de vue pratique, que nous sommes mieux armés contre les germes les plus répandus et les plus dangereux.

D. Expériences de Bouchard.

L'activité vitale des microbes variant avec la température, la réaction et la constitution du milieu nutritif, et les divers antiseptiques n'agissant pas de la même manière sur les différentes bactéries, *Bouchard* s'est efforcé, dans ses expériences, de prendre en considération toutes ces conditions afin d'obtenir des résultats applicables à la thérapeutique. Il s'est assuré que l'action des antiseptiques change du tout au tout suivant qu'ils sont introduits sous la peau ou injectés dans les veines ; il a recherché, en outre, ce qui importe surtout au médecin, le rapport entre la dose d'une substance quelconque nécessaire pour produire un effet antiseptique notable, et la dose toxique de cette même substance : car, tous les antiseptiques dont la dose antiseptique est supérieure ou même peu inférieure à la dose toxique sont par cela même impropres à l'antisepsie médicale. Le savant professeur s'est donc appliqué à établir ce rapport pour un grand nombre de substances. Avant de donner les résultats obtenus par lui, nous croyons nécessaire de définir exactement les expressions nouvelles qu'il a introduites dans le langage médical.

L'équivalent thérapeutique d'un médicament est la quantité (comptée par kilogramme du poids de l'animal) qui, injectée dans le sang, ne détermine pas de phénomènes toxiques, mais au delà de laquelle l'intoxication se produirait. — *L'équivalent antiseptique* d'une substance pour un microbe donné est la quantité de l'agent antiseptique qu'il faut ajouter au milieu de culture (mis à l'étuve à 37° C.) pour empêcher le développement du microrganisme ensemencé dans ce milieu. Au-dessous de cette dose, l'antiseptique est inefficace. — Enfin l'*équivalent toxique* d'un médicament est la quantité (comptée par kilogramme du poids de l'animal) qui, injectée dans le sang, détermine des phénomènes toxiques (1).

Voici les résultats obtenus par l'auteur :

TABLEAU N° 1.

Équivalent thérapeutique
de plusieurs substances antiseptiques.

Acide phénique	0^{gr},05	par kilog.
Créosote	0^{gr},05	—
Acide salicylique	0^{gr},40	—
Aniline	0^{gr},01	—
Fuchsine	0^{gr},04	—
Sulfate de quinine	0^{gr},05	—
Résorcine	0^{gr},04	—
Kairine	0^{gr},08	—

Le borate de soude détermine des secousses chez l'animal en expérience à partir de 0^{gr},94 par kilogramme et, quand on a injecté 2^{gr},80

____

(1) Les injections ont été faites dans la veine marginale de l'oreille du lapin.

par kilogramme, l'animal est pris d'une polyurie si abondante qu'il en meurt ultérieurement.

Le bi-iodure de mercure qui, à la dose de 0^{gr},008 par kilogramme, semble tout d'abord inoffensif, tue dans la suite. Son équivalent thérapeutique peut être fixé à 0^{gr},0025.

N. B. L'équivalent thérapeutique des liquides dissolvants est le suivant :

1° *Eau distillée :* On peut en injecter jusqu'à 0^{gr},90 par kilogramme sans accidents sérieux; 1^{gr},20 tue l'animal.

2° *Alcool :* On peut injecter jusqu'à 0^{cc},6 d'alcool absolu par kilogramme. A mesure que l'on y ajoute de l'eau, on peut injecter plus d'alcool. La dilution la plus favorable est celle dans laquelle 20 volumes d'alcool absolu sont dissous dans 80 volumes d'eau. Avec cette solution, on a un début de somnolence à 1^{cc},45 d'alcool par kilogramme; au delà de 3 centimètres cubes, la mort est à craindre.

3° *Glycérine :* La solution aqueuse doit contenir moins de 50 °/₀ de glycérine : à 5 centimètres cubes par kilogramme l'animal a de la trémulation; à 14 centimètres cubes, il meurt et la rigidité cadavérique est précoce.

Tableau n° 2. (Bouchard et Tapret).

Équivalent toxique
de diverses substances médicamenteuses.

Substance essayée.	Titre de la solution.	Dose mortelle pour 1 kilogr. d'animal.
		gr.
Potasse.....................	2:1000	0,125
Chlorure de potassium	1:180	0,18
Carbonate de potasse.. ...	1:200	0,19
Bicarbonate de potasse....	1:100	0,08
Tartrate de potasse........	1:200	0,24
Azotate de potasse.........	1:200	0,17
Chlorate de potasse.........	1:100	0,16
Bichromate de potasse.....	1:200	0,09
Bromure de potassium.....	1:100	0,25
Soude........	5:1000	0,39
Arséniate de soude........	5:1000	0,225
Azotite de soude...........	2:100	0,89
Azotate de soude	4:100	2,30
Sulfite de soude...........	1:6	2,03
Hyposulfite de soude...... .	15:100	3,90
Oxalate de soude...........	1:200	0,10
Pyrophosphate de soude...	2:24	2,25
Hypophosphite de soude ...	1:100	2
Phosphate de soude,.......	1:15	3,03
Sulfovinate de soude......	1:6	4,20
Lactate de soude..........	1:6	3,01
Citrate de soude.........•..	5:100	0,70
Tartrate de soude..........	5:100	0,95
Chlorate de soude	1:20	0,40
Bromure de sodium........	1:10	5,50

Substance essayée.	Titre de la solution.	Dose mortelle pour 1 kilogr. d'animal.
		gr.
Salicylate de soude.........	4:100	0,90
Carbonate de soude.........	1:25	3
Bicarbonate de soude..... .	4:100	1,75
Cholate de soude...........	2:100	0,540
Choléate de soude.........	2:100	0,46
Tartrate de potasse et de soude	5:150	0,64
Tartrate de fer et de potasse.	5:150	0,38
Tartrate de fer et d'ammoniaque...................	5:150	0,49
Pyrophosphate de fer citro-ammoniacal.............	1:100	0,36
Chlorure de fer et d'ammonium....................	2:100	0,50
Citrate de lithine	1:100	0,254
Carbonate d'ammoniaque..	1:100	0,24
Acétate d'ammoniaque.....	1-100	0,28
Sulfate d'ammoniaque.....	2:100	0,38
Valérianate d'ammoniaque.	1:100	0,67
Bromure d'ammonium.....	2:100	0,85
Chlorhydrate d'ammoniaque	1:100	0,38
Azotate d'ammoniaque.....	1:100	0,35
Citrate de fer.............	2:100	1,51
Tartrate de fer............	2:100	1,34
Iodure de fer............ ...	5:400	0,88
Perchlorure de fer........	3:240	0,59
Lactate de fer.............	2:100	1,60
Sulfate de fer desséché....	1:100	0,29

On voit par ces tableaux que les sels de potasse sont incomparablement plus toxiques que les sels correspondants de soude.

TABLEAU N° 3.

Equivalent antiseptique de 10 substances antiseptiques vis-à-vis du bacille typhique.

Substance employée.	Équivalent antiseptique.
Napthaline..........	3^{gr} p. 1000. Quelques colonies. 4^{gr} p. 1000. Rien.
Iodoforme	1^{gr},8 p. 1000. Quelques colonies. 2^{gr},5 p. 1000. Rien.
Salol..............	2^{gr}. p. 1000. Léger développement. 2^{gr},5 p. 1000. Une petite colonie.
Sublimé..........	0^{gr},06 p. 1000. Développement. 0^{gr},1 p. 1000. Rien.
Biiodure de mercure	0^{gr},08 p. 1000. Développement. 0^{gr},1 p. 1000. Rien.
Créosote	0^{gr},8 p. 1000. Quelques colonies. 1^{gr}. p. 1000. Rien.
Acide phénique....	0^{gr},6 p. 1000. Quelques colonies. 0^{gr},8 p. 1000. Rien.
Acide thymique....	0^{gr},5 p. 1000. Une colonie. 0^{gr},8 p. 1000. Rien.
Naphtol-α..........	0^{gr},12 p. 1000. Quelques colonies. 0^{gr},15 p. 1000. Rien.
Naphtol-β..........	0^{gr},12 p. 1000. Quelques colonies. 0^{gr},15 p. 1000. Rien.

TABLEAU N° 4.

Équivalent antiseptique
des mêmes 10 substances antiseptiques
vis-à-vis du staphylococcus aureus.

Substance employée.	Équivalent antiseptique.
Naphtaline	3^{gr}. p. 1000 (?). 4^{gr}. p. 1000. Rien.
Iodoforme	3^{gr}. p. 1000. Développement. $3^{gr},5$ p. 1000. Rien.
Salol	1^{gr}. p. 1000. Développement. 2^{gr}. p. 1000. Rien.
Sublimé	$0^{gr},02$ p. 1000. Développ. abondant $0^{gr},03$ p. 1000. Rien.
Biiodure de mercure	$0^{gr},03$ p. 1000. Une colonie. $0^{gr},04$ p. 1000. Rien.
Créosote	$0^{gr},4$ p. 1000. Rien.
Acide phénique	$0^{gr},6$ p. 1000. Quelques col. blanches. $0^{gr},8$ p. 1000. Rien.
Acide thymique	$0^{gr},5$ p. 1000. Rien.
Naphtol-α	$0^{gr},12$ p. 1000. Rien.
Naphtol-β	$0^{gr},12$ p. 1000. Rien.

TABLEAU Nº 5.

Équivalent antiseptique
des mêmes substances vis-à-vis
de la bactéridie charbonneuse.

Substance employée.	Équivalent antiseptique.
Naphtaline.........	3^{gr}. p. 1000. Développement abondant. 4^{gr}. p. 1000. Rien.
Iodoforme	3^{gr},5 p. 1000. Une colonie. 4^{gr}. p. 1000. Rien.
Salol	2^{gr}. p. 1000. Développement. 3^{gr}. p. 1000. Rien.
Sublimé..........	0^{gr},04 p. 1000. Rien.
Biiodure de mercure	0^{gr},06 p. 1000. Développement. 0^{gr},08 p. 1000. Rien (?).
Créosote..........	1^{gr}. p. 1000. Rien.
Acide phénique....	0^{gr},6 p. 1000. Une colonie. 0^{gr},8 p. 1000. Rien.
Acide thymique....	0^{gr},5 p. 1000. Développement. 0^{gr},8 p. 1000. Rien.
Naphtol-α..........	0^{gr},12 p. 1000. Rien.
Naphtol-β..........	0^{gr},12 p. 1000. Développement. 0^{gr},15 p. 1000. Rien.

TABLEAU N° 6.

*Équivalent antiseptique des mêmes substances
vis-à-vis du pneumocoque
de Friedlaender.*

Substance employée.	Equivalent antiseptique.
Naphtaline.........	5^{gr}. p. 1000. Deux colonies.
Iodoforme	3^{gr}. p. 1000. Développement. 3^{gr},5 p. 1000. Rien.
Salol	2^{gr}. p. 1000. Développement. 3^{gr}. p. 1000. Rien.
Sublimé...........	0^{gr}.05 p. 1000. Deux colonies. 0^{gr},07 p. 1000. Rien.
Biiodure de mercure	0^{gr},07 p. 1000. Développement. 0^{gr},1 p. 1000. Rien.
Créosote..........	0^{gr},8 p. 1000. Une colonie. 1^{gr}. p. 1000. Rien.
Acide phénique....	1^{gr}. p. 1000. Rien.
Acide thymique....	0^{gr},6 p. 1000. Développement. 1^{gr}. p. 1000. Rien.
Naphtol-α.........	0^{gr},12 p. 1000. Rien.
Naphtol-β.........	0^{gr},12 p. 1000. Une colonie. 0^{gr},15 p. 1000. Rien.

Rapport, pour quelques substances antiseptiques, des doses antiseptiques et des doses toxiques (uniques et quotidiennes).

Substance expérimentée.	Quantité qui empêche le développement du bacille.	Dose toxique unique.	Dose toxique quotidienne.
	gr.	gr.	gr.
Naphtol-α............................	0,35	9	2,50
Naphtol-β............................	0,40	3,80	1,10
Acide α-oxynaphtoïque..........,........	2	5	2,12
Naphtaline...........................	1,51	3,40	1
Salol................................	5	10	3
Iodol................................	2,75	2,17	1,24
Iodoforme.......................	1,27	0,50	0,05
Mercure-naphtol-calomel............	0,25	0,05	0,01
Mercure-phénol-calomel...............	0,35	0,05	0,01

(1) Ce tableau et le suivant ont trait à des expériences faites sur des lapins; les substances furent introduites par la voie stomacale. Sous le nom de dose toxique quotidienne on entend celle qui amène à la longue la mort de l'animal quand on l'administre un certain temps.

TABLEAU N° 8.

Quantité de matière qui serait stérilisée par les doses toxiques
des mêmes substances.

Substance expérimentée.	Quantité de matière qui serait stérilisée par les doses toxiques.			
	Uniques.		Quotidiennes.	
	kilog.	valeur.	kilog.	valeur.
Naphtol-α................	25,71	1000	7,142	1000
Naphtol-β................	9,504	369	2,750	384
Acide α-oxynaphtoïque.....	2,500	96	1,000	148
Naphtaline...............	2,250	87	0,662	92
Salol	2	77	0,700	83
Iodol....................	0,788	30	0,450	63
Iodoforme.....	0,393	15	0,039	5
Mercure-naphtol-calomel...	0,200	7	0,040	5
Mercure-phénol-calomel....	0,142	5	0,026	3

La naphtaline présente quelques inconvénients : elle détermine assez rapidement chez certains individus l'ardeur uréthrale et le ténesme vésical, des éruptions très prurigineuses, de petites taches blanches aux points excoriés et un certain amaigrissement quand l'emploi en est prolongé ; enfin, à dose très élevée et chez les lapins, la cataracte (*Bouchard et Charrin*). Le naphtol-β ne présente aucun de ces inconvénients. C'est donc lui que *Bouchard* recommande pour l'antisepsie intestinale. Le naphtol-α lui serait peut-être supérieur (moins toxique et antiseptique plus énergique), mais il n'a pas encore été essayé jusqu'à présent. (Pour les détails, voir, dans la *deuxième partie* de cet ouvrage, les articles *naphtaline* et *naphtols*.)

E. Expériences de Martens.

Martens a étudié l'action comparative de divers antiseptiques sur les microcoques pyogènes (staphylocoque pyogène doré, blanc et citrin, streptocoque pyogène). Voici les résultats auxquels il est arrivé :

Substance employée	Les coques pyogènes sont tués dans une solution.
Iode....................................	1:10000
Thymol..................................	1:5000
Eau de javel............................	1:1000
Azotate d'argent........................	1:1000
Acide azotique..........................	1:1000
Acide chlorhydrique.....................	1:1000
Acide sulfurique........................	1:1000
Sublimé.................................	1:1000
Acide benzoïque.........................	1:500
Acide salicylique.......................	1:300
Perchlorure de fer......................	1:100
Chlorure de chaux.......................	1:100
Sulfate acide de potassium..............	1:100
Acide phénique..........................	1:100
Permanganate de potasse.................	1:100
Quinoline...............................	1:100
Chlorure de cuivre......................	1:100
Résorcine...............................	1:100
Acétate d'alumine.......................	1:100
Acide acétique..........................	2:100
Essence de térébenthine.................	2:100
Chlorure de zinc........................	5:100

F. Expériences de Constantin Paul (1).

La microbiologie, en montrant qu'un grand nombre de maladies, et en particulier les maladies infectieuses et contagieuses, sont dues à des microrganismes, a étendu de beaucoup la médication parasiticide.

Dans cet ordre d'action, les remèdes ont une activité plus ou moins grande et l'on a été porté à dresser une liste de parasiticides en suivant une série décroissante de leur activité.

Mais telle substance qui jouit de propriétés antiseptiques est active contre un microbe et inefficace contre un autre. Il a donc fallu songer à établir une échelle d'action pour la lutte contre chaque microbe en particulier.

Nous n'envisagerons que les microbes pathogènes, et l'action parasiticide, non dans l'organisme, mais sur les cultures pures.

(1) Rapport présenté au *Congrès de Thérapeutique* de 1889.

Les parasiticides que nous étudierons d'abord sont ceux qui s'opposent au travail de la putréfaction. Nous examinerons pour chacun d'eux quel est la dose minima à employer pour empêcher la putréfaction d'un litre de bouillon de bœuf bien neutralisé.

Voici ces substances dans l'ordre de leur activité (*Miquel*) :

I. Dose minima de quelques antiseptiques capables de s'opposer a la putréfaction d'un litre de bouillon de bœuf neutralisé.

1° *Substances éminemment antiseptiques.*

	gr.
Eau oxygénée	0,05
Sublimé	0,07
Nitrate d'argent	0,08

2° *Substances très fortement antiseptiques.*

	gr.
Iode	0,25
Chlorure d'or	0,25
Bichlorure de platine	0,30
Acide cyanhydrique	0,40
Brome	0,60
Sulfate de cuivre	0,90

3° Substances fortement antiseptiques.

	gr.
Cyanure de potassium	1,20
Bichromate de potasse	1,20
Gaz ammoniac	1,40
Chlorure d'aluminium	1,40
Chloroforme	1.50
Chlorure de zinc	1,90
Acide thymique	2 »
Chlorure de plomb	2 »
Azotate de cobalt	2,10
Sulfate de nickel	2,50
Azote d'urane	2,80
Acide phénique	3,20
Permanganate de potasse	3,50
Azotate de plomb	3,60
Alun	4,50
Tannin	4,80

4° Substances modérément antiseptiques.

	gr.
Bromhydrate de quinine	5,50
Acide arsénieux	6 »
Sulfate de strychnine	7 »
Acide borique	7,50
Arséniate de soude	9 »
Hydrate de chloral	9,30
Salicylate de soude	10 »
Sulfate de protoxyde de fer	11 »
Soude caustique	18 »

5° *Substances faiblement antiseptiques.*

	gr.	
Protochlorure de manganèse	25	»
Chlorure de calcium..................	40	»
Borate de soude........	70	»
Chlorhydrate de morphine	75	»
Chlorure de strontium	85	»
Chlorure de lithium..................	90	»
Chlorure de baryum	95	»
Alcool........	95	»

6° *Substances très faiblement antiseptiques.*

	gr.	
Chlorure d'ammonium	115,50	
Arséniate de potasse	125	»
Iodure de potassium.................	150	»
Sel marin...........................	165	»
Glycérine	225	»
Sulfate d'ammoniaque	250	»
Hyposulfite de soude	275	»

II. Fièvre typhoïde.

On ne connaît encore qu'un petit nombre de substances qui empêchent la culture du bacille de la fièvre typhoïde.

Ce sont les substances suivantes, avec les proportions indiquées ci-contre :

Sublimé...................... 1 p. 20000
Sulfate de quinine 1   800
Acide phénique................ 1   200
Acide chlorhydrique. 1   100
Chlorure de chaux............. 5   100

III. Choléra.

Le bacille-virgule ne se développe pas dans un milieu acide. Il suffit, pour arrêter le développement, de l'addition d'une goutte d'une solution d'acide chlorhydrique à 1 %.

Voici les autres agents qui s'opposent au développement du bacille-virgule :

Sublimé .... 1 p. 100000
Sulfate de quinine 1   5000
Sulfate de cuivre 1   500
Acide phénique 1   400

IV. Tuberculose.

Le nombre des substances qui ont été essayées contre le bacille de la tuberculose est considérable. En voici la liste :

1° Agents chimiques qui n'entravent en rien la culture du bacille de la tuberculose et où

les colonies se développent d'une façon remar-
quable :

Acide benzoïque.
Acide salicylique.
Acide urique.
Aldéhyde salicylique.
Benzoate de soude.
Biborate de soude.
Bromure de camphre.
Chloral.
Coniférine.
Ferrocyanure de potassium.
Leucine.
Phosphomolybdate de soude.
Phosphore blanc.
Sulfocyanure de potassium.
Urée.
Uréthane.

2° Substances dans lesquelles les colonies
se développent, mais prospèrent difficilement :

Acétanilide.
Acétone.
Aldéhyde.
Alun ammoniacal.
Alun de chrome.
Arséniate de soude.
Azotate de cobalt.
Azotate de potasse.
Benzophénone.

Bichromate d'ammoniaque.
Biiodure de mercure.
Caféine.
Chlorate de potasse.
Chlorure d'aluminium.
Chlorure de cobalt.
Essence de térébenthine.
Essence d'eucalyptus.
Eucalyptol.
Ferrocyanure de potassium.
Iodure de potassium.
Lactate de zinc.
Naphtylsulfate de soude.
Sulfate de soude.
Sulfate de zinc.
Sulfite de soude.
Résorcine.
Terpine.
Terpinol.

3° Substances qui, à une faible dose, rendent les cultures peu appréciables :

Acétate de soude.
Acétophénone.
Acide arsénieux.
Acide borique.
Alcool méthylique.
Azotite de potasse.
Benzine.
Créosote.
Chloroforme.
Ether.
Fluorure de sodium.

Huile de naphte.
Hyposulfite de soude.
Acide picrique.
Acide pyrogallique.
Acide sulfureux.
Alcool éthylique.
Iodoforme.
Menthol.
Nitrobenzine.
Oxalate neutre de potasse.
Salol.
Sulfate d'alumine.
Sulfo-salicylate de soude.
Sulfovinate de soude.
Toluène.

4° Substances stérilisant complètement les cultures :

Acide hydrofluosilicique.
Ammoniaque.
Fluosilicate de fer.
Fluosilicate de potasse.
Polysulfure de potassium.
Silicate de soude.

Outre l'action des agents chimiques, il était intéressant de connaître également la température à laquelle vivent la plupart de ces microbes, pour savoir si les traitements par la réfrigération, les bains froids par exemple, ne deviennent pas des médications parasiticides :

V. Influence de la température
sur les principaux microbes pathogènes

1° *Tuberculose*. — De la matière tuberculeuse chauffée pendant 20 minutes à 60°, 10 minutes à 71°, ou parfaitement desséchée à 30°, peut infecter des cobayes aussi rapidement que le ferait la même matière employée à l'état frais.

Des morceaux de tissu tuberculeux laissés à macérer ou à putréfier dans l'eau à la température ordinaire pendant *cinq* à *vingt* jours, d'autres soumis à des congélations de — 5° ou de — 8° suivies de dégels successifs, peuvent produire une véritable tuberculose parfaitement transmissible en série.

2° *Bacille typhique*. — Développement très sensible à 4°. La meilleure température est de 25° à 35°. A 46° les cultures s'arrêtent. Vitalité très longue. Cultures encore fertiles après six mois. Supporte une dessiccation prolongée, ce qui est dû à la résistance des spores.

Il résiste facilement à la *congélation*.

3° *Choléra*. — Vitalité faible. Les cultures

périssent après une demi-heure de dessication à la température ordinaire. Dans les liquides, une température de 50° à 55° suffit pour tuer les microbes. Les *acides minéraux* en très faible proportion les tuent également. Les acides *organiques* sont beaucoup moins actifs.

Le bacille du choléra croît mal dans l'eau stérilisée. L'eau riche en matières organiques est plus favorable à son développement. Développement abondant entre 30° et 40°. Au-dessous de 16° arrêt des cultures. Elles supportent pendant une heure, sans périr, une *congélation* de — 10°.

4° *Charbon*. — Résiste à la congélation.

5° *Charbon symptomatique*. — Perd sa virulence à 100°. Au contraire, une température de — 130° n'a pas d'influence.

6° *Pneumocoque de Frænkel*. — Ne se développe pas au-dessous de 24° ni au-dessus de 42°; la meilleure température est 35°. Vitalité assez faible.

7° *Pneumocoque de Friedlaender*. — Croît très facilement à la température ordinaire.

G. Expériences de Behring.

I. Tableau nº 1.

Solution pour 100 d'eau distillée de :	ARRÊT de développement rapporté au bichlorure de mercure.	ARRÊT de développement rapporté au mercure.
Bichlorure de mercure (Sublimé)	1:10000	1:13300
1 partie de bichlorure de de mercure + 10 parties de chlorure de sodium...............	1:15000	1:20000
1 partie de bichlorure de mercure + 3 parties de chlorhydrate d'ammoniaque.......	1:12000	1:16000
1 partie de bichlorure de mercure + 1/2 partie de cyanure de potassium	1:12000	1:16000
1 partie de bichlorure de mercure + 1 partie de cyanure de potassium............	1:15000	1:20000
1 partie de bichlorure de mercure + 2 parties de cyanure de potassium	1:18000	1:24000

Solution pour 100 d'eau distillée de :	ARRÊT de développement rapporté au bichlorure de mercure.	ARRÊT de developpement rapporté au mercure.
1 partie de bichlorure de mercure -|- 5 parties d'acide tartrique (solution de *Laplace*).	1:8000	1:11000
Cyanure de mercure...	1:18000	1:24000
Cyanure double de mercure et de potasse...	1:24000 (1:20000)	1:32000
Oxycyanure de mercure (solution de *Kahlbaum*)	1:16000	1:20000
Iodure double de mercure et de potassium (réactif de *Nessler*)...	1:20000	1:25000
Formamide mercurique (solution de *Liebreich*)	1:10000	1:13000
1 partie de sozoiodol mercurique -|- 2 parties de chlorure de sodium............	1:6000	1:18000
1 partie de sozoiodol mercurique + 1 partie d'iodure de potassium	1:10000	1:30000

II. Tableau n° 2.

Arrêtent le développement :

Au-dessus de 1:40000... Cyanine; malachite verte.

— 1:30000... Iodure, chlorure et cyanure d'argent dissous dans cyanure de potassium ; azotate d'argent.

— 1:25000... Safranine.

— 1:20000... Cyanure de mercure.

— 1:10000... Préparations de mercure du tableau n° 1 ; préparation d'or (?); fluorure et antimonite de sodium.

— 1:1500.... Trichlorure d'or ; solution saturée de carbonate de soude ; cyanure double de potassium et de platine ; acide hydroxylamique ; cadavérine.

— 1:500..... Quinine; térébenthine; iodure de zinc; pipéridine; sulfate acide de quinine ; acide phénique ; iodure de potassium ioduré.

— 1:250..... Acide oxalique ; créosote et thymol (solut. alcoolique).

— 1:150..... Uréthane ; paraldéhyde ; chloral hydraté ; salicylate de soude ; essence d'eucalyptus ; carbonate de potasse ; bicarbonate de potasse; créoline anglaise (DE PEARSON).

Au-dessous de 1:100...... Iodure de sodium; créo-
line allemande (D'ART-
MANN).
En solution à 1:15...... Alcool.

H. Formules des liquides antiseptiques de Lépine et Rotter.

Il importe de faire remarquer que, quand on associe plusieurs antiseptiques, leur pouvoir actif s'additionne; le mélange est plus antiseptique que chacune des substances qui le composent prise en particulier; de plus, le pouvoir toxique du mélange ne s'accroît pas proportionnellement à son pouvoir antiseptique. (*Bouchard* et *Lépine*.)

Se basant sur cette loi, *Lépine* et *Rotter* ont proposé, chacun, un mélange des plus puissants antiseptiques :

I. — Antiseptique de Lépine.

Sublimé........................	0gr,001.
Acide phénique...............	0gr,10.
Acide salicylique..............	0gr,10.
Acide benzoïque...............	} àà 0gr,05.
Chlorure de chaux............	
Brome.......................	0gr,01.
Bromhydrate acide de quinine.	} àà 0gr,20.
Chloroforme.................	
Eau..........................	100 grammes.

M. F. S. A.

II. — *Antiseptique perfectionné de Rotter.*

Sublimé corrosif..............	5 parties.
Chlorure de sodium...........	25 —
Acide phénique	200 —
Chlorure de zinc	500 —
Sulfo-phénate de zinc........	500 —
Acide borique	300 —
Acide salicylique	60 —
Thymol....................)	
Acide citrique ....)	ââ 10 —
Eau......................	100,000 —

C'est la solution forte de l'auteur. Pour obtenir la solution faible, on laisse de côté l'acide phénique et le sublimé. La solution reste limpide et transparente. Elle n'attaque pas les instruments d'acier.

DEUXIÈME PARTIE

Nomenclature alphabétique des principaux Antiseptiques.

ACÉTIQUE (ACIDE)

L'acide acétique

$$C^2H^4O^2$$

en solution à 3 % (rarement à 5 %, cette dose provoquant une sensation de brûlure) serait, en obstétrique, un antiseptique supérieur à l'acide phénique : n'étant pas du tout toxique, il peut être employé plus concentré que ce dernier (*Angelmann*). *Roth* se prononce aussi en faveur de l'action désinfectante de l'acide acétique.

Malgré cette opinion, l'acide acétique n'est pas jusqu'ici d'un usage courant.

ALCOOL ORDINAIRE

(*Alcool éthylique*)

L'alcool éthylique

$$C^2H^5 . OH$$

est incontestablement un antiseptique, faible d'après les uns (*Buchholtz*, etc.), assez énergique d'après d'autres (*Gosselin*, etc.). On n'est pas encore en état de se prononcer sur la cause de son pouvoir antiseptique ; on ne sait si celui-ci est dû à ce que l'alcool coagule l'albumine ou à ce qu'il détruit d'une façon quelconque la vie des microrganismes et des ferments. Il est surtout précieux comme véhicule des antiseptiques ; mais, quand on fait des expériences avec des antiseptiques dissous dans l'alcool, il faut toujours tenir compte de la part qui peut revenir, dans le résultat, au pouvoir antiseptique propre de ce dernier.

ALUMINIUM (ACÉTATE D')

L'acétate d'aluminium se trouve dans le commerce sous l'aspect d'une masse gommeuse.

Propriétés. — C'est un antiseptique puissant, beaucoup plus énergique que le thymol et l'acide salicylique (*Billroth*, *Burow*, *Bruns* et *Maas*, etc.). Il est supérieur à l'acide phénique en ce qu'il n'est pas toxique et qu'il n'est pas volatil; il n'est pas irritant. Il ne peut servir pour la désinfection des mains, et surtout des instruments, qu'il attaque. A la dose de 1 : 500 à 1 : 1000, il détruit les germes dans une solution suspecte.

Les solutions à base d'acétate d'alumine sont d'un excellent usage pour la désinfection des vases de toilette, des fosses d'aisance et de tous les milieux suspects, fumiers, poulaillers, etc. Quoiqu'il ne soit pas d'un usage courant dans la désinfection, on aurait grand avantage à le substituer aux produits dérivés de la houille pour l'antisepsie des locaux agricoles en cas d'épizooties.

Préparations.

I. — Solution d'acétate d'alumine.

Sulfate d'alumine............	300 parties.
Acide acétique dilué.........	360 —
Carbonate de chaux.........	130 —
Eau........, ...	1000 —

II. — Solution (P. Bruns).

Alun.............	72 parties.
Acétate de plomb.	195 —
Eau.............	q. s. p. f. 1000 parties.

Filtrez.

ALUMINIUM (Sulfites d')

(Sesquisulfite et persulfite d'aluminium.)

Le sesquisulfite et le persulfite d'aluminium ne sont pas irritants, et ne s'altèrent pas en présence des substances albuminoïdes ; leur odeur n'est pas désagréable. Le sesquisulfite d'aluminium est insoluble dans l'eau, tandis que le persulfite s'y dissout bien.

Propriétés. — Le sesquisulfite et le persulfite d'aluminium sont des antiseptiques moins énergiques que le sublimé (1 : 2,5); mais, en raison de leur toxicité beaucoup moindre (1 : 300), on peut les employer à des doses qui agissent 120 fois plus efficacement que le sublimé (*W. C. Wade*). Il y aurait donc, dans beaucoup de cas, avantage à substituer les solutions de persulfite d'aluminium, qui n'offrent aucun danger, à celles de bichlorure de mercure, toujours dangereuses.

ALUN

(Sulfate double d'alumine et de potasse.)

L'alun

$$(SO^4)^3Al^2, SO^4K^2 + 24H^2O$$

se présente sous la forme d'octaèdres volumineux, incolores et transparents, à saveur douceâtre et styptique. Bien soluble dans l'eau froide (1 : 10), dans l'eau chaude et dans la glycérine (1 : 2,5), il est insoluble dans l'alcool. La calcination lui fait perdre toute son eau de cristallisation et le transforme en une masse spongieuse qui se dissout très lentement dans l'eau (*alun calciné*).

Propriétés. — L'action antiseptique de l'alun est probablement due à ce qu'il coagule l'albumine et qu'en absorbant énergiquement l'eau des tissus au contact desquels on le met, il entrave la vie de certains microrganismes.

L'alun s'emploie en poudre, ou en solutions de 1 à 5 %.

AMMONIAQUE (CARBONATE D')

(*Sesquicarbonate d'ammoniaque*)

Le carbonate d'ammoniaque

$$(CO^3)^3 (AzH^4)^4 H^2 + 2H^2O$$

a une odeur ammoniacale. Il perd peu à peu une partie de son ammoniaque et se transforme en sel acide : c'est ce carbonate acide qui forme la couche opaque qui recouvre ordinairement les masses compactes, translucides du premier sel. Il se dissout dans quatre parties d'eau froide; la chaleur le fait complètement volatiliser.

Propriétés. — D'après *Gottbrecht*, une solution de carbonate d'ammoniaque à 2 % empêche la putréfaction des parties d'organes frais pendant 3 jours, une solution à 5 % l'empêche pendant 12 jours, tandis qu'une solution à 10 % ne la retarderait que de 10 jours. Additionnée à des mélanges déjà entrés en putréfaction, une solution à 5 % tue les microrganismes dans un temps plus ou moins prolongé; leur activité vitale n'est que diminuée si la concentration n'est que de 2,5 %. Le carbonate d'ammoniaque en petite proportion (0,25 % à 1 %) rend plus énergique le développement des bactéries, et la putréfaction survient en moins de temps.

ANNIDALINE. Voir Aristol.

ANTISEPTOL

(Iodosulfate de cinchonine.)

L'antiseptol est une poudre impalpable très légère, de couleur brun kermès ; il est inodore, insoluble dans l'eau, soluble dans le chloroforme et l'alcool. Il contient 50 °/₀ d'iode. On prépare l'antiseptol (*Yvon*) en versant une solution d'iodure de potassium ioduré dans une solution de sulfate de cinchonine, lavant, puis faisant sécher le précipité obtenu. L'extrême simplicité de cette opération permet de préparer extemporanément l'antiseptol.

Propriétés. — D'après *Yvon*, l'antiseptol pourrait remplacer l'iodoforme, et il se serait toujours montré tout aussi efficace que ce dernier. Cette opinion se justifie parfaitement par la forte teneur en iode de l'antiseptol : on sait en effet que l'iodoforme et les iodothymols (aristols) n'ont de valeur que par l'iode qu'ils contiennent.

ARGENT (AZOTATE D')

L'azotate d'argent

$$AzO^3Ag$$

est soluble dans 1 partie d'eau, dans 10 parties
d'alcool, et en toutes proportions dans la glycérine. Il est encore impossible de dire si c'est
à l'argent ou à l'acide azotique mis en liberté
qu'il doit son pouvoir antiseptique. D'après
Behring, les solutions d'azotate d'argent pourraient, au point de vue de l'activité, être placées
à côté des solutions de sublimé toutes les fois
qu'elles n'éprouvent pas de décomposition vi-
sible; mais la réduction de l'argent étant un fait
presque constant, les solutions de nitrate argen-
tique tachent toujours le linge; aussi leur pré-
fère-t-on à bon droit les solutions de sublimé,
beaucoup plus faciles à manier.

ARISTOL

(Biiodure de dithymol ou *annidaline.)*

L'aristol

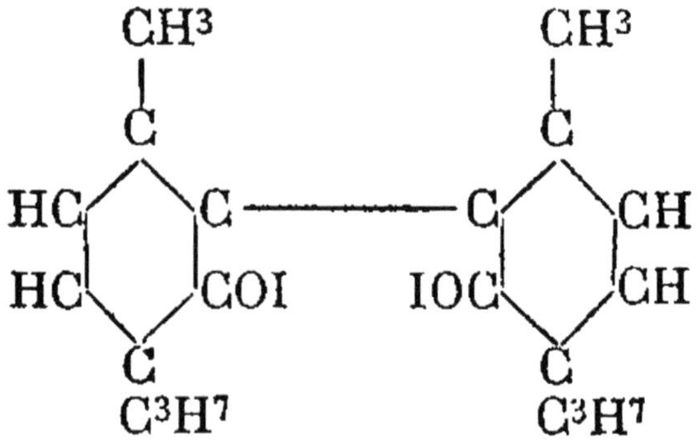

$$
\begin{array}{ccc}
CH^3 & \quad & CH^3 \\
| & & | \\
C & & C \\
HC \diagup \ \diagdown C & —— & C \diagup \ \diagdown CH \\
HC \diagdown \ \diagup COI & \quad IOC \diagdown \ \diagup CH \\
C & & C \\
| & & | \\
C^3H^7 & & C^3H^7
\end{array}
$$

se présente sous forme d'une poudre brun-
rouge amorphe ne cristallisant pas même
dans l'éther. Il est insoluble dans l'eau et dans
la glycérine, peu soluble dans l'alcool, beaucoup dans l'éther (l'alcool le précipite de sa
solution éthérée), dans les huiles grasses et
dans la vaseline liquide. L'aristol doit être
conservé à l'abri de la lumière et ses solutions doivent être faites à froid, car il se
décompose très facilement. Il contient environ 46 $^o/_o$ de son poids d'iode. (*Messinger et*

Wortmann.) L'aristol est complètement inodore et n'est pas résorbé par les plaies
(*Eichhoff*).

Propriétés. — L'aristol est un bon antiseptique. Il peut remplacer complètement l'iodoforme,
auquel il est supérieur en ce qu'il est inodore et
très peu toxique (*Eichhoff, Richtmann, Quin-
quaud et Fournioux*). On l'emploie surtout en
dermatologie et pour le traitement des ulcéra-
tions et des plaies en général.

Préparations.

I. *Aristol finement pulverisé.*

II. *Ether aristolé.* (Richtmann.)

Aristol...................... 1 gramme.
Éther .... 10 grammes.

III. *Collodion aristolé* (Lowenstein, Richtmann.)

Aristol... ....⎫ āā 1 gramme.
Huile de ricin... ....⎭
Collodion .... 8 grammes.

IV. *Onguent aristolé* (Richtmann.)

Aristol...................... 1 gramme.
Onguent à la paraffine...... 18 grammes.

V. *Bougies uréthrales ou vaginales à l'aristol.*

(Richtmann.)

Aristol...................... 0^{gr},10 à 0^{gr},50.
Beurre de cacao............. 9^{gr},50.

VI. *Pommade aristolée.* (Richtmann.)

Aristol...................... 3 grammes.
Huile d'olives 20   —
Lanoline.................... 77   —

VII. *Savon aristolé.* (Pollarck.)

Aristol...................... 3 grammes.
Alcool 5   —
Savon mou.................. 30   —
Éther...................... 5   —

VIII. *Crayons d'aristol.* (Swiecicki.)

Aristol...................... 5 grammes.
Poudre de gomme arabique ... q. s.

Pour faire 5 crayons de 5 cent. de long.

N.B. — Dans ces derniers temps on a recommandé de nouveaux dérivés iodés qu'on peut considérer comme des aristols. Ce sont :

I. *L'iodure de diiodophénol*, substance floconneuse rouge-brunâtre sombre ; séché, il se présente sous forme d'une poudre rouge-violet, absolument inodore, insoluble dans l'eau et les acides dilués, soluble dans l'alcool, l'éther, le benzol, en donnant des solutions colorées en rouge. A une température élevée il dégage de l'iode, et à 157° C. il se transforme en un liquide brun sombre.

II. *L'iodure de diiodorésorcine* séché est une poudre brun-chocolat fondant à 135° C. ; à cette température il se décompose. C'est, à proprement parler, le sel potassique d'iodure de diiodorésorcine.

III. *L'iodure de l'acide diiodosalicylique* est une poudre d'un beau rouge, conservant cette couleur jusqu'à la température de 110° C., brunissant à une température supérieure à 200° C., et fondant à 235° C. Ce composé n'est que le sel potassique de l'iodure de l'acide salicylique ; l'iodure lui-même est une poudre d'un rouge vif.

IV. *Iodure d'isobutylphénol ou de créosol*. Il y a plusieurs isomères suivant que l'on se sert

des composés de ortho-, méta- ou para-créosol.
Par leurs propriétés, ils sont identiques aux autres aristols.

ACIDE ARSÉNIEUX

L'acide arsénieux et ses sels alcalins, facilement solubles, sont des antiseptiques extrêmement énergiques, comme le prouve l'emploi très
ancien qu'on en a fait pour la pratique des em-
baumements ; mais jusqu'ici ils ont été peu étudiés au point de vue de la désinfection et de
l'antisepsie.

On doit attribuer cette lacune thérapeutique à
la toxicité considérable de l'acide arsénieux et
de ses composés, lesquels ne jouissent pas de
propriétés supérieures à celles des autres antiseptiques, particulièrement du sublimé, et qui
ont le grave inconvénient de ne pas avoir de
goût sensible, même en solution forte, ce qui
peut occasionner des erreurs graves.

ASEPTINE

(*Monobromoacétanilide.*)

L'aseptine n'entrave en rien l'action des ferments solubles (non figurés), mais elle agirait énergiquement sur les ferments figurés et les bactéries pathogènes (*Vincenzo Chirone*).

ASEPTINIQUE (ACIDE)

L'acide aseptinique est un liquide clair comme l'eau, miscible en toutes proportions à l'eau, à odeur peu prononcée, à saveur potassique.

Cet acide serait un antiseptique énergique, non toxique, supérieur au sublimé et à l'iodoforme (*Linde*). Son pouvoir antiseptique proviendrait de ce que, mis en contact avec le sang et le pus, il dégage de l'oxygène.

On peut l'employer en solution aqueuse à 5 %; cette solution peut servir à préparer, par imbibition, une gaze antiseptique.

ASEPTOL

(Acide orthophénylsulfureux ou sozolique)
[Serrant].

L'aseptol

$$C^6H^4OH.SO^3H$$

se produit quand on abandonne à la température ordinaire, pendant plusieurs semaines, un mélange d'acides phénique et sulfurique. Il cristallise en aiguilles déliquescentes; il se combine avec les bases pour former des sels cristallisables. Il est soluble en toutes proportions dans l'eau, dans l'alcool et dans la glycérine; il est plus acide et moins caustique que l'acide phénique.

Propriétés. — D'après *Annesseux* et *Serrant*, l'aseptol serait doué de propriétés antiseptiques énergiques, et serait préférable à l'acide salicylique et à l'acide phénique en ce qu'il n'est pas dangereux à manier et que son emploi n'est pas suivi de phénomènes d'intoxication. Son pouvoir antiseptique serait dû à la propriété qu'il possède de saturer les bases ammoniacales.

BAUME DU PÉROU

Le baume du Pérou est un liquide épais, brun, d'une odeur rappelant celle de la vanille, d'un goût âcre et amer ; il ne se dessèche pas ; il est soluble dans l'alcool.

Propriétés. — Le pouvoir antiseptique du baume du Pérou est encore sujet à caution. *Bräutigam* et *Nowack* ont constaté que le baume du Pérou *pur* ne tue les microrganismes qu'après 24 heures d'action et que les émulsions au-dessous de 20 % n'ont aucune action spécifique sur le développement et l'accroissement des microbes. Ils expliquent donc les effets favorables obtenus par *Landerer*, dans le traitement de la tuberculose locale, par la destruction des ptomaïnes sécrétées par les bacilles. D'un autre côté, *Riedlin* considère le baume du Pérou comme un antiseptique puissant : il serait surtout actif contre les bacilles du choléra ; il pénètre dans la gélatine jusqu'à 8 millimètres de profondeur.

BENZOÏLAMIDOPHÉNYLACÉTIQUE (Acide)

L'acide benzoïlamidophénylacétique cristallise en aiguilles blanches, fondant à 175°C, et donne des sels alcalins facilement solubles.

Cet acide, de même que l'éther correspondant, serait un bon antiseptique du canal intestinal. Il n'est pas toxique et peut s'employer aux mêmes doses que le naphtol, sur lequel il aurait l'avantage de donner des sels solubles.

BENZOÏQUE (Acide) ET BENZOATE DE SOUDE

Le benzoate de soude est bien soluble dans l'eau et peu dans l'alcool; l'acide benzoïque, au contraire, est peu soluble dans l'eau (1 : 400) et bien soluble dans l'alcool (1 : 2,5), dans l'éther (1 : 3) et dans la glycérine (1 : 10).

Ils ne sont pas toxiques. Leur pouvoir antiseptique est supérieur à celui de l'acide salicylique (*Fleck, Salkowski, Buchholtz*) : il suffirait d'une solution d'acide benzoïque à 0,2 % pour entraver le développement des bactéries (*Buchholtz*).

BIIODURE DE MERCURE

Le biiodure de mercure (*iodure mercu-rique, iodure rouge*).

$$HgI^2$$

est peu soluble dans l'eau froide (1 : 150) et se dissout très bien dans l'alcool et dans l'éther. Le plus puissant dissolvant du biiodure est l'huile de ricin (*Méhu*) : une solution de 1 gramme de biiodure de mercure dans 50 grammes d'huile de ricin ne se trouble pas au refroidissement. L'iodure de potassium accroît la solubilité du biiodure dans l'huile de ricin. L'axonge ne peut en absorber plus de $4^{gr},50$ par 100 grammes ; la vaseline en dissout très peu (1 : 4000). L'acide phénique chauffé vers 100° en dissout un peu plus de 20 grammes pour 1,000 grammes, mais, au refroidissement, plus de la moitié du biiodure se dépose. La benzine, à la température ordinaire, n'en dissout que 4 grammes pour 1000. L'huile d'amandes douces à 180° dissout 8 grammes de biiodure par 100 grammes, mais les 2/3 se précipitent par le refroidissement. L'iodure de potassium accroît le pouvoir dissolvant de l'huile d'amandes douces. L'huile d'olive à 100° en dissout autant.

Propriétés. — Le biiodure de mercure est antiseptique comme le sublimé, mais les avis sont encore partagés au sujet de leur valeur comparative : la plupart des auteurs (*Bouchard, Miquel, Bernardy*, etc.) le considèrent comme plus énergique que le sublimé, tandis que *Viquerat* l'a trouvé inférieur à celui-ci. En tout cas, il est moins irritant et moins toxique (aux doses employées) que le sublimé.

Préparations.

Les mêmes que pour le sublimé.

En obstétrique on se sert ordinairement d'une solution aqueuse à 1 : 4000 (*Pinard* et *Bernardy*).

BISMUTH (GALLATE BASIQUE DE). Voir DERMATOL.

BISMUTH (SALICYLATE DE)

Le salicylate de bismuth est employé, mélangé avec le naphtol, pour l'antisepsie intestinale (*Bouchard*). (V. NAPHTOLS).

BORAX

(Biborate de soude)

Le borax
$$Bo^4 O^7 Na^2 + 10 H^2 O$$
est soluble dans l'eau (1 : 22) et dans la glycérine (1 : 2), insoluble dans l'alcool.

Le borax est doué de propriétés antiseptiques incontestables (*Jacquez, Dumas, Polli*), mais inférieures à celles de l'acide borique. On peut même dire que le borax ne tue pas les microbes, mais les engourdit seulement : portés dans un autre milieu de culture, ils se remettent à pulluler (*Jalan de la Croix, Kuhn,* etc.).

Le borax s'emploie en solutions **aqueuses** à 2 ou 4 %.

BORIQUE (ACIDE)

L'acide borique
$$Bo(OH)^3$$
cristallise en écailles nacrées, incolores,

grasses au toucher ; 1 gramme d'acide borique est soluble dans 25 grammes d'eau chaude, dans 5 grammes de glycérine et dans 16 grammes d'alcool à 90°.

Propriétés. — C'est un antiseptique faiblement énergique : en solution à 1 : 133 il empêche le développement des bactéries. Toutefois, grâce à son insipidité, à l'absence d'odeur et à son peu de toxicité, il rend de grands services comme antiseptique, surtout en obstétrique (irrigations continues) et chez les nouveau-nés. *Johnson* est le seul qui ait noté des phénomènes d'intoxication après l'usage longtemps prolongé d'une solution boriquée à 2 % et au-dessus : il conseille de faire suivre l'injection d'acide borique d'injections d'eau ou de carbonates neutres.

Préparations.

I. *Acide borique en poudre.*

II. *Eau boriquée.*

Eau distillée bouillante...... 100 grammes.
Acide borique............... 3 à 4 grammes.

III. *Lint boriqué.*

C'est une charpie fortement imprégnée d'acide borique; elle présente souvent une coloration rosée; on l'applique, humide ou sèche, sur le protective.

IV. *Vaseline boriquée.*

Acide borique finement pulvérisé.. 10 grammes.
Vaseline pure..................... 50 —

V. *Pommade boriquée.*

1° Acide borique pulvérisé........ } ââ 1 partie
Cire blanche.................... }

Huile d'amandes douces....... } ââ 2 parties.
Paraffine...................... }

2° Acide borique................ .... 10 à 15 grammes.
Lanoline .... 100 grammes.

BROMOL

(*Tribromophénol*).

Le bromol

$$C^6H^2,OH,Br^3$$

se présente sous forme de petites iguilles jaune

citron, à saveur sucrée et astringente, à odeur caractéristique non désagréable, insolubles dans l'eau, bien solubles dans l'alcool, l'éther, le chloroforme, la glycérine et les huiles.

Le bromol est un antiseptique très énergique, peu toxique. (*Rademaker*.)

Préparations.

I. *Huile bromolée.* (RADEMAKER).

Bromol...................... 5 grammes.
Huile d'olives............... 150 —

II. *Onguent bromolé.* (RADEMAKER.)

Bromol..................... 4 grammes.
Vaseline.................... 30 —

III. *Bromol en poudre.* (RADEMAKER.)

IV. *Glycérolé de bromol.* (RADEMAKER.)

Bromol....................... 1 partie.
Glycérine.................... 25 parties.

CAFÉ TORRÉFIÉ

D'après les expériences de *Oppler*, *Heine* et *Lüderitz*, le café torréfié serait doué de propriétés antiseptiques assez marquées : l'infusion de café empêcherait plus ou moins le développement des microrganismes. On pourrait donc se servir du café fraîchement grillé, en poudre ou en infusion, pour le traitement des plaies superficielles. Le pouvoir antiseptique du café torréfié serait dû au charbon végétal, au tannin, et aux composés aromatiques et empyreumatiques qui se forment pendant la torréfaction.

CALCIUM (*Iodate acide de*)

L'iodate acide de calcium serait un antiseptique plus énergique que l'acide phénique et que le permanganate de potasse; il ne le céderait en puissance qu'au sublimé, sur lequel il

possède le précieux avantage d'être complètement inoffensif : ce produit peut être, d'après
Klein, administré sans danger avec les aliments.

CAMPHRE

(Camphre du Japon.)

Quand on le sublime lentement, ou quand on
fait évaporer sa solution alcoolique, le camphre

$$C^{10}H^{16}O$$

forme des cristaux octaédriques brillants. Il est
très peu soluble dans l'eau (1 : 1000), facilement
soluble dans l'alcool, l'éther, l'acide acétique,
les huiles grasses et éthérées.

Le camphre s'oppose, mais très faiblement,
aux processus de fermentation et de putréfaction. (PRINGLE.)

CARBOL. Voir PHÉNIQUE (acide)

CARBONE (SULFURE DE)

Le sulfure de carbone purifié

$$CS^2$$

est un puissant antiseptique. Il est peu soluble dans l'eau, mais en agitant et en laissant l'eau en contact avec du sulfure de carbone en excès, on obtient *l'eau sulfo-carbonée (Dujardin-Beaumetz, Chiandi-Bey et Sapelier)* qui a été recommandée surtout pour l'antisepsie intestinale.

Eau sulfocarbonée. (DUJARDIN-BEAUMETZ.)

Sulfure de carbone purifié...   10 grammes.
Eau distillée...............   500   —
Essence de menthe........   IV gouttes.

Agitez et laissez déposer.

De 5 à 15 cuillerées à bouche par jour dans un peu de lait. Avoir soin de renouveler l'eau à mesure que l'on en prend dans le flacon.

CASSE (HUILE ÉTHÉRÉE DE)

L'huile éthérée de casse peut être employée en émulsion dans l'eau, ou incorporée à l'acide borique en poudre ; son odeur est agréable ; elle n'est pas toxique.

Par ses propriétés antiseptiques, elle serait supérieure aux acides phénique et borique et ne le céderait qu'au sublimé : en solution à 1 : 4000, elle entrave le développement des microbes. Même employée en solution concentrée, elle ne provoque pas de phénomènes d'irritation (*Black.*)

CHAUX (EAU DE)

1 % d'hydrate de chaux détruirait complètement les organismes de la putréfaction dans un liquide. (*Pettenkofer.*)

CHLORAL

Le chloral est très soluble dans l'eau.

1 gramme suffirait pour prévenir ou arrêter la fermentation de 100 grammes de matières putrescibles (*Dujardin-Beaumetz* et *Hirne*.)

On l'emploie en solution à 1 % pour panser les plaies putrides et gangréneuses, et pour le lavage pleural dans l'empyème, quand la suppuration est fétide.

CHLORE

Le chlore gazeux se dissout dans l'eau (2 l., 156 à 20° dans un litre d'eau : *chlore liquide*.)

Comme bactéricide, le chlore gazeux ne le céderait qu'au sublimé (*Jalan de la Croix*); mais il est inusité.

CHLOROFORME (EAU DE).

Le chloroforme se dissout dans 100 parties d'eau. L'eau de chloroforme jouirait de propriétés antiseptiques très énergiques (*Salkowsky*) : elle entraverait rapidement le développement de toutes les bactéries communes, et rendrait même stériles leurs cultures ; mais elle n'agit pas sur les ferments non organisés. On l'emploie surtout comme antiseptique pour les voies digestives. On ne peut pas l'adopter en chirurgie, en raison de sa volatilité, mais peut-être serait-elle utile pour les irrigations dans la fièvre puerpérale et les abcès profonds.

CHLOROFORME (VAPEURS DE)

Les vapeurs de chloroforme
$CHCl^3$
exercent une action antiseptique très manifeste

sur toutes les bactéries sans distinction, mais surtout sur les aérobies, dont elles empêchent complètement le développement (*Buchner* et *Segal.*) De plus, sous certaines conditions, elles pénètrent par diffusion, à une profondeur notable, dans les plaques de gélatine, et elles y entravent le développement des microrganismes. (*Buchner*, *Riedlin.*)

CINCHONINE (IODOSULFATE DE). Voir ANTISEPTOL.

CINNAMYL-GAÏACOL. Voir STYRACOL

CRÉOLINE

La créoline est un liquide épais, clair, d'un rouge foncé ou brun, à saveur goudronneuse, aromatique, avec un arrière-goût piquant, savonneux, brûlant, à odeur de goudron, à réaction neutre. Elle est soluble en toutes proportions dans l'alcool absolu, l'alcool à 75°, le chloroforme, l'éther, l'acide acétique. Elle est soluble en partie dans la benzine. Avec le sulfure de carbone, elle forme une émulsion brune et laisse déposer une couche goudronneuse qui devient jaune bleuâtre et huileuse. Versée goutte à goutte dans l'eau, elle produit d'abord des nuages blanchâtres qui, en se confondant, forment une émulsion laiteuse et homogène. L'émulsion la plus complète est celle qui contient 2,5 % de créoline. Avec l'eau acidulée, l'émulsion est brunâtre et surnagée par une couche grasse. Avec les alcalis, l'émulsion est jaune, permanente ; et avec la glycérine il se sépare une couche huileuse. La créoline ne s'unit pas à la lanoline.

Propriétés.

La créoline est un antiseptique et un désinfectant énergique. On se sert ordinairement d'une solution de 0,5 % à 2 %, rarement d'une solution plus concentrée. Comme elle n'est pas toxique, on peut la prescrire avec avantage dans tous les cas où le sublimé ou l'acide phénique sont contre-indiqués (enfants, vieillards, dégénérescence

amyloïde, irrigation de la cavité abdominale).
Les vapeurs de créoline agissent plus puissamment que celles d'acide phénique (*Buchner
et Segal*). *Behring* prétend que la créoline en
émulsion à 1 % est tout à fait insuffisante
pour désinfecter les plaies, les sécrétions des
plaies ou le pus, et qu'elle n'est pas tout à
fait inoffensive pour les reins. Tous les autres
auteurs qui se sont occupés de cette question
sont unanimes à vanter son pouvoir antiseptique (même en émulsion à 1 %) et l'absence complète de phénomènes toxiques. Ses
inconvénients sont tout autres : d'abord, son
insolubilité dans l'eau (l'émulsion aqueuse est
opaque), le manque d'homogénéité de cette émulsion, sa composition variable (il y a deux sortes
de créoline, la créoline anglaise ou de *Pearson*
et la créoline allemande ou d'*Artmann* qui dif-
fèrent, et chimiquement, et par les résultats
cliniques que l'on en obtient). Aussi est-il
peut-être préférable de substituer le *lysol* (v.
ce mot) à la créoline, puisque tous les deux
sont redevables de leur action à la présence
du crésylol, antiseptique plus énergique et
moins toxique que l'acide phénique, et que
le lysol ne présente pas les inconvénients de
la créoline.

Préparations.

I. *Eau créolinée* (KORTUM).

Créoline...................... 5 à 20 grammes.
Eau distillée............... 1000   —

M.D.S. — Agitez avant l'usage.

II. *Pommade créolinée* (KORTUM).

Créoline.................... 0^{gr},30 à 1 gramme.
Axonge .... 30 grammes.

III. *Poudre* (NEUDORFER).

Créoline.................... 2 à 4 grammes.
Acide borique.............. 100   —

IV. *Pilules pour désinfecter l'intestin* (SPOETH).

Créoline...................... 12 grammes.
Alcool dilué ....⎫
Poudre de gomme adragante.⎭ áá 2   —
Jus de réglisse,............⎫
Poudre de réglisse.........⎭ áá 24   —
pour faire 200 pilules.

D.S. — A prendre 2 pilules 2 ou 3 fois par jour.

CRÉOSOL. Voir CRÉOSOTE.

CRÉOSOTE DE HÊTRE

La créosote de hêtre est un liquide huileux, transparent, légèrement coloré en jaune ; son odeur est forte, désagréable, quoique aromatique ; sa saveur est brûlante, âcre, caustique ; très peu soluble dans l'eau, qui en retient à peine 2 pour 150 (on peut faciliter la dissolution en ajoutant à l'eau un peu de saponine), elle l'est un peu plus dans la glycérine, et se dissout facilement dans l'alcool, l'éther et les huiles.

La créosote est un mélange inconstant de *crésylol*, de *gaïacol* et de *créosol* et de quelques autres principes aromatiques des goudrons ; sa composition absolue n'est rien moins qu'établie à l'heure actuelle et c'est une question encore en discussion : il y aurait donc avantage à lui substituer ses composants principaux, le *crésylol* et le *gaïacol*.

Propriétés.

La créosote est un antiseptique sérieux (*Rei-*

chenbach); en solution à 1 : 100, elle stérilise complètement les germes des bactéries nées dans l'infusion de graines de tabac (*Buchholtz*).

Préparations.

I. *Eau créosotée.*

Créosote .... 1 gramme.
Eau.............................. 100 grammes.

Filtrez pour séparer l'excès de créosote.

II. *Liquide désinfectant à la créosote.*

Créosote ....⎫
Acide acétique cristallisable..⎭ ââ 10 grammes.
Alcool méthylique................ 40 —
Eau.. .... 3800 —

III. *Onguent créosoté.*

Créosote .... 0^{gr},025 à 0^{gr},050.
Vaseline................. 60 grammes.

IV. *Pommade créosotée.*

Créosote .... 1 gramme.
Axonge........................... 15 grammes.

CRÉSALOL

(Salicylate de crésol.)

Le crésalol.

$$C^6H^4 \underset{COO.C^6H^4.CH^3}{\overset{OH}{<}}$$

donne trois isomères (ortho-, méta- et para-crésalol). Tous les trois se présentent sous forme d'une poudre blanche, légère, cristalline, insoluble dans l'eau, bien soluble dans l'alcool, l'éther et les huiles. L'ortho-crésalol fond à 35°, le méta-crésalol à 74°, et le para-crésalol à 39°.

Propriétés.

Le méta-crésalol et le para-crésalol agissent très favorablement sur les plaies ; ils sont aussi énergiques l'un que l'autre, mais le méta-crésalol est préférable parce qu'il ne forme pas de grumeaux et, par suite, on l'insuffle plus facilemen',

Tous les trois sont supérieurs à l'iodoforme en ce qu'ils ne sont pas toxiques, diminuent davantage les sécrétions des plaies et ne répandent qu'une odeur assez faible qui, du reste, n'a rien de désagréable. (*Widmer* et *Bircher*.)

Préparation.

Gaze crésalolée (Widmer et Bircher.)

Pour la préparer, on met de la gaze stérilisée à la vapeur, et encore humide, sur une plaque de verre que l'on fait passer sous un tamis mobile rempli de méta-crésalol finement pulvérisé. La gaze crésalolée est conservée dans un flacon à col large et à bouchon de verre.

CRÉSOL (Iodure de). Voir Aristol

CRÉSOL (salicylate de). Voir Crésalol

CRÉSYLOL

(Crésol, acide crésylique).

Le crésylol

$$C^6H^4\!\!<^{OH}_{CH^3}$$

représente du *méthylphénol*, il dérive de l'homologue supérieur de la benzine, le *toluène* qui est de la méthylbenzine $C^6H^5.CH^3 = C^7H^8$.

C'est un des principes actifs de la créosote de goudron de hêtre. Il est beaucoup plus actif comme antiseptique que le phénol (*Delplanque*). D'après *Jalan de la Croix* le pouvoir antiseptique du crésylol est à celui du phénol comme 4 : 1. En même temps il est moins toxique que celui-ci.

Le crésylol bout à 202° environ, il possède une forte odeur de créosote ; il est soluble dans la glycérine, l'alcool et l'éther, mais insoluble dans l'eau. En le combinant à la soude ou à la potasse et en saponifiant avec un corps gras on obtient un savon aromatique qui est soluble dans l'eau (voyez LYSOL).

Le crésylol s'emploie aux mêmes usages et aux mêmes doses que l'acide phénique.

DERMATOL

(Gallate basique de bismuth.)

Le dermatol

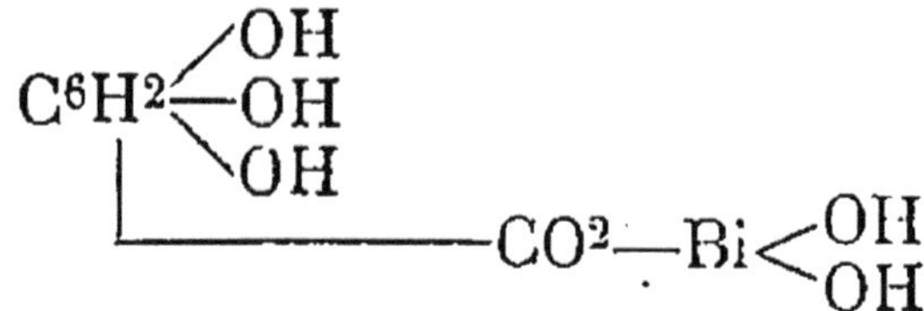

est une substance pulvérulente, absolument inodore, extrêmement subtile, de couleur jaune-safran, non hygroscopique et ne s'altérant ni à l'air, ni à la lumière. Il est insoluble dans les véhicules ordinaires ; il n'est ni toxique (par suite de son insolubilité absolue), ni irritant.

Propriétés.

C'est un antiseptique excellent, qui peut remplacer avantageusement l'iodoforme dans tous les cas où celui-ci est ordinairement employé; il diminue rapidement les sécrétions des plaies et active énergiquement le développement des bourgeons charnus et la cicatrisation.

Pour l'antisepsie intestinale, en poudre, 2 grammes par jour. (*R. Heinz* et *A. Liebreicht.*)

DIIODOPARAPHÉNYLSULFURIQUE (ACIDE).
Voir Sozoiodol.

DIIODOPHÉNOL (IODURE DE). Voir Aristol.

DIIODORÉSORCINE (IODURE DE). Voir Aristol.

DITHYMOL (BIIODURE DE). Voir Aristol.

DIOXYBENZOL. Voir Résorcine.

EAU OXYGÉNÉE

(Bioxyde d'hydrogène.)

L'eau oxygénée

$$H^2O^2$$

serait un antiseptique énergique, non toxique, inodore. Il faut seulement se rappeler que l'eau oxygénée contient dans la plupart des cas une plus ou moins grande proportion d'acide sulfurique. L'eau oxygénée agit par l'oxygène qu'elle dégage au contact des tissus. L'eau qui réussit le mieux est l'eau oxygénée du commerce à 10 volumes étendue d'une même quantité d'eau pure; plus concentrée, l'eau oxygénée amène l'irritation des plaies (*Larrivé*).

ÉTAIN (CHLORURE D')

Le chlorure d'étain

$$Cl^3Sn$$

pourrait être employé à la place du sublimé : en solution à 1 °/₀, il tuerait les spores au bout de 2 heures (*Abbo*). Il est plus actif que le chlorure de zinc, le sulfate de zinc, le sulfate de cuivre ou le sulfate de fer. Pour l'usage, il faut le mélanger avec un poids égal de chlorhydrate d'ammoniaque, qui empêche la formation d'un oxychlorure d'étain insoluble.

EUCALYPTOL

(Essence rectifiée d'eucalyptus globulus.)

L'eucalyptol est doué de propriétés antifermentescibles et antiputrides : à la dose de 1 : 600, il détruit les bactéries, tandis que l'acide phénique ne le fait qu'à 1 : 200. (*Buchholtz.*)

EUCALYPTUS GLOBULUS (ESSENCE RECTIFIÉE D')
Voir EUCALYPTOL.

EUGÉNIQUE (ACIDE). Voir EUGÉNOL.

EUGÉNOL

(Acide eugénique, essence rectifiée de girofle.)

L'eugénol

$$C^{10}H^{12}O^2$$

est un liquide incolore, oléagineux, qui présente
au plus haut degré l'odeur et la saveur brûlante
de l'essence de girofle ; récemment préparé, il
est incolore, mais il bleuit au contact de l'air et
de la lumière. Il bout à 250°. Insoluble dans
l'eau, il se dissout facilement dans l'alcool et
l'éther.

Par son action antiseptique, il serait supérieur à l'acide phénique; de plus, il n'est pas toxique. (*Emilio Morra* et *Candido de Tegibus*.)

EULYPTOL

L'eulyptol serait un mélange (*Pannetier*) ou une combinaison chimique (*Schmelz*) de :

Acide salicylique	6 parties.
Acide phénique ....}	
Essence d'eucalyptus........}	ââ 1 partie.

et jouirait de propriétés fermenticides très énergiques.

FLUORHYDRIQUE (ACIDE).

L'acide fluorhydrique, à la dose de 0,5 % en inhalations, exercerait une action inhibitoire sur le développement du bacille de la tuberculose (*Trudeau*).

FORMALDÉHYDE (VAPEURS DE)

Les vapeurs d'une solution de formaldéhyde à 10 % auraient une action antiseptique assez prononcée (*Buchner*). Dans certaines conditions, elles pénètrent la gélatine à une profondeur notable et peuvent y empêcher le développement des microrganismes (*Buchner, Riedlin*).

FORMIQUE (ACIDE)

D'après *Schulz*, l'acide formique CH^2O^2 en solution à 1 % s'oppose à la putréfaction du tissu du pancréas et, en solution à 0,25 %, à celle de la fibrine. Pendant 6 mois il empêche le développement des germes dans le liquide de culture de *Buchholtz*.

FORMYLE (TRI-IODURE DE). Voir IODOFORME.

GAÏACOL

Méthyl catéchol.

Le gaïacol

$$C^6H^4{<}{^{OH}_{OCH^3}}$$

est l'éther monométhylique de la pyrocaté-
chine; il est contenu dans la créosote de goudron de hêtre, où il se trouve mélangé avec
du *crésylol* et du *créosol*. Plusieurs auteurs
(*Sahli*, *Fraenkel*, *Picot*, etc.) emploient le
gaïacol de préférence à la créosote, qui est un
mélange très inconstant.

Le gaïacol pur bout de 205 à 210°; il possède
une forte odeur de créosote; il est insoluble dans
l'eau, soluble dans l'alcool et l'éther.

Les équivalents antiseptiques du gaïacol et du
crésylol semblent être les mêmes. Le gaïacol
est au moins quatre fois aussi antiseptique que
le phénol, il est en même temps trois fois moins
toxique que celui-ci.

On l'a employé avantageusement à l'intérieur
contre la tuberculose (*Picot*), en lui adjoignant
l'iodoforme. Voici la formule pour injection hy-
podermique de gaïacol iodoformé :

Solution pour injection.

(Sérafon.)

Huile de vaseline médicinale.)
Huile d'olives stérilisée...... } áá 50 parties.
Gaïacol absolu................   5   —
Iodoforme....................   1   —

1 à 3 centimètres cubes par jour.

Doses. — A l'intérieur, 10 à 30 centigrammes par jour, en capsules. — En injections hypodermiques, 5 à 15 centigrammes.

———

GIROFLE (ESSENCE DE). Voir EUGÉNOL.

———

HYDROGÈNE (BIOXYDE D'). Voir EAU OXYGÉNÉE.

———

HYDRONAPHTOL

L'hydronaphtol

$$C^{10}H^7O.OH \ (?)$$

cristallise en écailles clinorhombiques; sa saveur et son odeur sont aromatiques. Peu soluble dans l'eau, il se dissout bien dans l'alcool, l'éther, le chloroforme, la benzine et les huiles fixes. Il ne se volatilise pas à la température ordinaire.

Propriétés.

Des recherches de *P. Fowler* et de *Thomas H. Bryce*, il résulte que l'hydronaphtol est un antiseptique énergique. Son pouvoir antiseptique serait 3 à 4 fois supérieur à celui de l'acide phénique. Il lui est préférable aussi en ce qu'il n'est ni irritant ni corrosif. Il serait même supérieur, comme antiseptique, au bichlorure de mercure, et le remplacerait avec avantage pour le lavage des instruments de chirurgie, dont il n'attaquerait pas l'acier. Il serait efficace en solutions à 1, à 6, ou à 8 pour 1000 ; en solution à 1 : 400, il tue le staphylocoque pyogène doré en moins de 15 minutes. Soit en solution, soit en vapeurs, il n'attaque pas les couleurs ni les tissus.

Préparations. — Son peu de solubilité dans l'eau ne permettant pas d'obtenir des solutions aqueuses à 1 : 400 et au-dessus, *Bryce* se sert de la préparation suivante :

Hydronaphtol.................... 1 partie.
Alcool rectifié .... 9 parties.
Glycérine...................... 90 —

qui se présente sous forme d'un liquide brun ; avec cette solution titrée (à 1 : 100), on peut avoir des solutions aqueuses de n'importe quelle concentration.

ISOBUTYLPHÉNOL (IODURE D'). Voir ARISTOL.

IODE

L'iode est peu soluble dans l'eau (1 : 7000 à 10°), assez soluble dans la glycérine (1 : 52,63), dans l'alcool (1 : 12), l'éther (1 : 20) et le chloroforme (1 : 20), facilement soluble dans l'huile, les graisses et la vaseline. Une solution de tartre stibié (6 : 37) dissout jusqu'à 4^{gr},12 d'iode (*Selmi*).

L'iode détruit les ferments figurés et non figurés : en solution à 1 : 410, il stérilise tous les germes (*J. de la Croix*); en solution aqueuse à 1 : 10000 il a agi encore comme un très puissant antiseptique (*T. Popoff.*)

IODOFORME

(*Tri-iodure de formyle.*)

Caractères. — L'iodoforme.

(CHI^3)

se présente sous forme de petites lamelles de couleur jaune citron, brillantes, grasses au toucher, d'une odeur pénétrante, rappelant un

peu celle du safran. Point de fusion à 120°C.
environ. Presque insoluble dans l'eau, l'iodoforme se dissout dans 50 parties d'alcool froid, dans 10 parties environ d'alcool bouillant et dans 6 parties d'éther (1), dans le chloroforme, la benzine, les huiles fixes et volatiles ; il est insoluble dans la glycérine. L'iodoforme contient jusqu'à 96,7 °/₀ d'iode. Sa saveur est douce, non caustique.

Propriétés.— Sur la recommandation de *Lister* et surtout d'après les essais de *Mosetig-Moorhof*, l'iodoforme est un des antiseptiques les plus usités en chirurgie, et tend de plus en plus à remplacer l'acide phénique. Il est vrai que son pouvoir bactéricide est sujet à caution, et quelques auteurs (*Hay* et *Rowsig*, *König*, etc.) le nient formellement. Mais toutes ces recherches contradictoires ne peuvent prévaloir contre les résultats excellents que la clinique retire journellement de l'emploi de cet antiseptique. De plus, les insuccès expérimentaux s'expliquent d'une manière assez satisfaisante. L'iodoforme en nature est dépourvu de toute action antisep-

(1) Pour augmenter la solubilité de l'iodoforme dans l'alcool et l'éther, on y ajoute du camphre (*Sarzeau*).

tique ; mais, mis en contact avec les tissus vivants, où il rencontre de l'oxygène, il donne naissance, d'après *Binz, Hògyes* et d'autres, à des iodates et des iodures de potassium et de sodium. Sous cette forme, l'iode passe avec une grande facilité dans toutes les parties du corps et devient momentanément libre là où, sous l'influence d'un travail énergique, il se forme un acide. C'est donc, en somme, à l'iode que l'iodoforme est redevable de son pouvoir antiseptique. Or, cette décomposition ne s'effectuant pas dans les éprouvettes, on comprend aisément les résultats négatifs obtenus par les expérimentateurs. Ce qui vient à l'appui de cette manière de voir, ce sont les phénomènes d'intoxication observés après l'emploi de l'iodoforme, et qui rappellent de point en point ceux qui surviennent dans l'empoisonnement par l'iode (éruptions cutanées, troubles gastriques, excitation maniaque, délire, céphalée, etc.).

L'iodoforme est surtout à recommander pour l'antisepsie de la cavité buccale et de la région anale (1).

(1) Sous certaines conditions, l'iodoforme peut pénétrer par diffusion dans les plaques de gélatine à une profondeur notable et y empêcher le développement des microorganismes (*Buchner*).

Le plus grand inconvénient de l'iodoforme (à part les phénomènes d'intoxication, que l'on prévient sûrement en ne l'employant pas à dose trop élevée), c'est l'odeur pénétrante, écœurante et désagréable qu'il répand et dont il est très difficile de se débarrasser. Aussi un nombre considérable de procédés ont été proposés dans ces derniers temps pour désodorer l'iodoforme. Nous ne ferons que mentionner ceux qui semblent avoir donné de bons résultats :

I. *Café* (OPPLER).

α) Iodoforme .... 2 parties.
    Café pulvérisé .... 1 partie.

β) Iodoforme .... 3 parties.
    Paraffine 30   —
    Café .... 1 partie.

P.S. — Mêlez et faites une pommade.

II. *Coumarine* (STOUT).

Iodoforme .... 9 parties.
Coumarine .... 1 partie.

III. *Vanilline* (STOUT).

Iodoforme .... 9 parties.
Vanilline .... 1 partie.

IV. *Acide cinnamique* (STOUT).

Iodoforme........................... 9 parties.
Acide cinnamique................... 2 —

V. *Menthe et lavande* (CANTRÉLLI).

Essence de menthe ....)
—   de lavande............. } ââ P. E.
Iodoforme......................)

F.S.A. — Solution.

VI. *Créoline* (JACKSCH et VACZI).

Iodoforme .... 2 parties.
Créoline .... 1 partie.
Vaseline.......................... 25 parties.

M.D.S. — Onguent.

VII. *Menthol* (GOODMAN).

En mettant un bâton de menthol dans un flacon
à demi rempli d'iodoforme, on constate que
l'odeur de ce dernier disparaît complètement
après 1 à 2 heures.

On a encore recommandé :

0^{gr},05 d'acide phénique pour 10 grammes d'iodoforme.

5 parties de camphre..   } pour 15 parties   —
2 d'essence de menthe }

5 parties d'essence de menthe............
2 parties d'essence de citron............. } pour 100 parties   —
1 partie de néroli.....
1 —   de benjoin....

2 gouttes d'essence de roses pour 1 gr.   —

Quelques auteurs ont essayé de tourner cette difficulté en employant des succédanés de l'iodoforme, tels que aristol, dermatol, crésalol, sozoiodols, etc. (V. ces mots.) Nous rappellerons encore deux autres succédanés :

1° l'oxyde de zinc (60 grammes) mélangé avec le sublimé (0^{gr},06). On laisse d'abord l'oxyde de zinc pendant quelques heures à une température de 200° C., on mélange après refroidissement et on met le tout dans un flacon hermétiquement fermé. Ce succédané de l'iodoforme, proposé par *Benjamin*, est un antiseptique excellent tout à fait inodore;

2° le sous-benzoate de bismuth (*Finger*). C'est une poudre blanche, fine, molle, à odeur légèrement pénétrante.

Préparations.

I. *Iodoforme en poudre.*

II. *Éther iodoformé.*

Éther.......................... 100 parties.
Iodoforme...................... 5 —

III. *Vaseline iodoformée.*

Vaseline blanche............... 100 grammes.
Iodoforme .... 5 —

IV. *Pilules d'iodoforme* (pour l'antisepsie du tube digestif).

α) Iodoforme....................
Extrait de quinquina.......... } âā 5 grammes.
Essence de menthe.......... 2 gouttes.

Pour 50 pilules (1 pilule $= 0^{gr},10$ d'iodoforme.)

β)   (STOUT.)

Iodoforme .... 4 grammes.
Vanilline....................
Coumarine.................... } âā $0^{gr},32$
Glycérine .... 5 gouttes.
Baume du Pérou............ q. s.

Pour 40 pilules (1 pilule $= 0^{gr},10$ d'iodoforme).

V. *Crayons d'iodoforme.*

Iodoforme en poudre........   20 grammes.
Gomme arabique............)
Amidon pulvérisé........... } ââ 2   —
Glycérine..................)

pour 3 crayons de 5 à 6 centimètres de lon-
gueur.

VI. *Bougies à l'iodoforme.*

Iodoforme....................   30 grammes.
Gomme adragante pulvérisée.   4   —
Poudre de sucre   16   —
Amidon   12   —
Dextrine...................   30   —
Glycérine ....)
Eau......... ....   } ââ 10   —

pour 10 bougies.

VII. *Gaze iodoformée.*

Éther........................   7 parties.
Iodoforme....................   1 partie.

S. — Imbiber de cette solution la gaze hydro-
phile.

VIII. *Pommade à l'iodoforme.*

Iodoforme .... } ââ 10 grammes.
Axonge .... }
Lanoline   80   —

IODOL

(*Tétraiodopyrol.*)

L'iodol

$$C^4I^4AzH$$

se présente en petits prismes brillants, jaunes ou jaune brun presque inodores ; son odeur faible rappelle celle du thymol ; il est complètement insipide. Presque insoluble dans l'eau (1 : 5000), l'iodol se dissout bien dans l'alcool, l'éther, les huiles et le vinaigre. Une solution alcoolique à 20°/₀ peut être mélangée, sans se troubler, avec son volume de glycérine anhydre. Toutes les solutions concentrées d'iodol prennent rapidement une coloration brune ; il en est de même de ses mélanges avec les corps gras et la vaseline. L'iodol renferme 88,9 % d'iode.

Propriétés — L'iodol peut remplacer partout l'iodoforme. Il lui est supérieur en ce qu'il est presque inodore et que les intoxications sont tout à fait exceptionnelles. Ses seuls inconvénients sont son peu de solubilité dans l'eau et son prix élevé. Son pouvoir antiseptique est sans doute dû à ce que, comme l'iodoforme, il dégage de l'iode.

Préparations.

I. *Iodol en poudre.*

II. *Solution d'iodol* (MAZZONI).

Iodol............................	1 partie.
Alcool...........................	16 parties.
Glycérine........................	34 —

III. *Gaze iodolée.*

Imprégnez de la gaze stérilisée avec la solution suivante :

Iodol............................	}
Résine	} ââ 1 partie.
Glycérine	}
Alcool	10 parties.

IV. *Collodion iodolé.*

Iodol...........................	10 parties.
Alcool à 94°......................	16 —
Éther.............................	64 —
Pyroxyline	4 —
Huile de ricin....................	6 —

V. *Onguent d'iodol à base de vaseline.*

IODOPHÉNINE

L'iodophénine

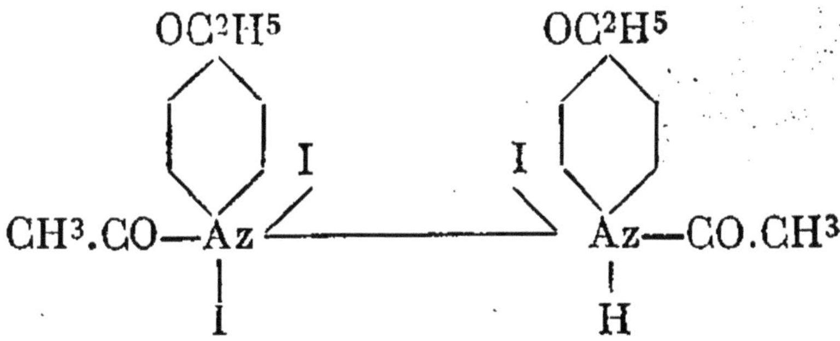

se présente sous forme de très beaux cristaux
solubles dans 20 parties d'acide acétique à froid,
plus facilement solubles dans le même acide à

chaud, solubles dans l'acide chlorhydrique bouillant et dans l'alcool, peu solubles dans le chloroforme et dans le benzol, presque insolubles dans l'eau. Elle contient jusqu'à 58, 51 °/₀ d'iode.

L'iodophénine serait un antiseptique très énergique : en solution à 1 : 5000, elle tuerait le staphylocoque doré après un contact de 5 minutes (*Scholvien*).

IODOSALICYLIQUE (IODURE DE L'ACIDE).
Voir ARISTOL

IODURE DE MERCURE (BI). Voir p. 93.

LACTIQUE (ACIDE)

(Acide oxypropionique.)

L'acide lactique ordinaire ou de fermentation

$$C^3H^6O^3$$

est un liquide non volatil, très acide, incolore, inodore, soluble en toutes proportions dans l'eau et l'alcool. Il chasse de leurs sels les acides volatils et même quelques acides minéraux.

Dans ces derniers temps, *Hayem* et *Lesage* l'ont recommandé comme antiseptique dans le traitement de la diarrhée verte microbienne des enfants. Voici la formule qu'ils préconisent :

Acide lactique	2 grammes.
Eau	80 —
Sirop de sucre................	20 —

M.D.S. — A prendre de demi-heure en demi-heure, par cuillerée à café, jusqu'à 10 à 20 cuillerées à café par 24 heures.

LYSOL

Le lysol est un liquide onctueux, alcalin, brun, à odeur de créosote de houille, légèrement caustique. Il est soluble dans l'eau, ce qui le différencie avantageusement de la créoline, mais il précipite souvent avec les eaux chargées de sels calcaires. La solution aqueuse de lysol se présente sous forme d'un liquide clair jaunâtre. Son o leur aromatique est encore perceptible dans une solution à 2 %, mais diminue notablement dans une solution plus diluée. Exposées à la lumière, les solutions de lysol prennent en quelques jours une coloration plus foncée, tout en restant limpides.

Le lysol est obtenu en saponifiant un mélange d'huile de goudron et de corps gras par un carbonate alcalin : c'est donc un savon liquide à base de crésylol.

Propriétés. — Le lysol est un antiseptique supérieur à l'acide phénique et à la créoline. Cette dernière ne présente pas toujours la même composition et donne des résultats différents avec chaque série d'observations, tandis que le lysol à n'importe quel degré de concentration resterait toujours un liquide limpide de composition homogène (*Schöttelius, Cramer* et *Wehmer*). De plus, à son action antiseptique et désinfectante, il joint sa qualité de savon, ce qui lui permet de former, sans s'altérer, de nombreuses combinaisons avec les matières organiques et minérales, et de faire des échanges qui multiplient son activité bactéricide (*J. Gaube*). Sa toxicité est relativement insignifiante.

En raison de son pouvoir antiseptique énergique, de la commodité de son emploi, de son bas prix et de son peu de toxicité, le lysol est très usité en Allemagne, depuis quelques années, pour la désinfection des locaux contaminés, casernes, écuries, vacheries, poulaillers, porcheries, etc.

Préparations. — Solution de 0,25 à 0,50 % pour le lavage des plaies non infectées, et à 2 % dans les plaies déjà infectées; une solution à 5 % est suffisante pour désinfecter les pièces de pansement, les instruments, les crachoirs, etc.

MENTHOL

(Camphre de l'essence de menthe.)

Le menthol

$$C^{10}H^{20}O$$

est soluble dans l'alcool, l'éther, le chloroforme et la glycérine; il est presque insoluble dans l'eau (1:1000); son odeur est aromatique, caractéristique; sa saveur est d'abord âcre, puis rafraîchissante.

Propriétés.— En solution alcoolique à 1 : 1000, le menthol empêche le développement des bactéries aussi bien qu'une solution d'acide phénique à 1 : 500; c'est dire qu'à doses égales, il a un pouvoir antiseptique double de celui de l'acide phénique (*Macdonald*). Mais le menthol ne peut être employé dans le pansement des plaies, en raison de son peu de solubilité dans l'eau, qui obligerait à employer une trop grande quantité de liquide; quant aux solutions huileuses, elles sont d'un emploi difficile (*Langaard*).

MERCURE (BICHLORURE DE). Voir SUBLIMÉ CORROSIF

MERCURE (BI-IODURE DE). Voir p. 93.

MÉTHYLÈNE-PYROCATÉCHIQUE (ACIDE)
Voir PIPÉRONAL.

MÉTHYLINDOLACÉTIQUE ET MÉTHYLINDOLCARBONIQUE

(ACIDES)

L'acide méthylindolcarbonique est presque insoluble dans l'eau froide, tandis que son sel sodique y est facilement soluble.

L'acide méthylindolacétique coûte moins cher, tout en étant aussi actif.

D'après *Penzoldt*, ces deux acides seraient doués de propriétés antiseptiques notables.

MICROCIDINE

La microcidine (mélange de naphtolate de soude et de composés naphtoliques et phénoliques) est soluble dans trois fois son poids d'eau. Les solutions concentrées sont brunâtres, les solutions faibles sont presque incolores.

Le pouvoir antiseptique de la microcidine de *Berlioz* est inférieur à celui du bichlorure de mercure et du naphtol, mais environ dix fois plus grand que celui de l'acide phénique. La toxicité de cette substance est inférieure à celle du naphtol et incomparablement moindre que celle du sublimé.

Préparation.— Solution aqueuse à 3 % pour l'usage externe (*Polaillon.*)

MYRTOL

(*Essence de myrte rectifiée.*)

Le myrtol

$C^{10}H^{16}$ (pinène dextrogyre) $+$ $C^{10}H^{18}O$ (cinéol)

est un liquide à peu près incolore dégageant l'odeur caractéristique des feuilles de myrte. Quand on administre le myrtol à l'intérieur, cette odeur se communique à l'haleine et à l'urine : celle-ci prend parfois une coloration violette.

Propriétés. — Le myrtol serait un antiseptique et un désinfectant assez puissant (*Linarix*, *Eichhorst*, *Bräutigam* et *Norwack*), et pourrait être employé avec avantage contre les bronchites chroniques putrides, la gangrène du poumon, etc., pour désinfecter et désodorer les voies respiratoires et surtout le poumon.

L'action antiseptique du myrtol serait due à la présence du cinéol.

Préparation. — Capsules de myrtol à 0^{gr},15 : 10 à 20 par jour.

NAPHTALINE

La naphtaline

$$C^{10}H^8$$

cristallise en lamelles incolores, très brillantes, d'une odeur spéciale, d'une saveur brûlante rappelant celle du goudron, insolubles dans l'eau, les acides dilués et les liquides alcalins, difficilement solubles dans l'alcool froid, bien solubles dans l'alcool chaud, l'éther et le benzol. Quand on la fait bouillir avec l'eau, la naphtaline se volatilise abondamment avec ce liquide. Elle brûle avec une flamme très éclairante, fuligineuse.

Propriétés. — La naphtaline est un poison violent pour la plupart des champignons ; mais, pour que cette action bactéricide se manifeste, il faut que la naphtaline soit intimement mêlée avec les substances à désinfecter, ce qui est, dans la plupart des cas, rendu difficile par son peu de solubilité. Aussi, bien que la naphtaline agisse mieux, sous ce rapport, que l'iodoforme, est-elle inférieure aux autres antiseptiques. Son grand avantage est d'être presque complètement dépourvue de toxicité : son emploi a été indiqué, à l'extérieur, chez les enfants, chez les grands blessés et chez les sujets atteints d'affections rénales (*Lücke*). Ses propriétés légèrement irritantes ont engagé *Diakonoff* à l'utiliser dans le traitement de certains ulcères sanieux et atoniques.

Mais c'est surtout comme désinfectant des voies digestives qu'elle a rendu des services signalés : grâce à l'absence presque complète de toxicité, on peut l'administrer à des doses assez élevées (jusqu'à 5 gr. en 24 h.) ; de plus, par suite de son peu de solubilité, elle reste assez long-temps en contact avec les matières intestinales pour influencer favorablement les processus de désassimilation qui prennent naissance, et se mêler intimement aux matières, ce qui lui permet de manifester ses propriétés bactéricides (*Rossbach, Bouchard*). Mais, en revanche, elle présente des inconvénients : d'une part, l'odeur désagréable et les renvois qu'elle cause, et, d'autre part, les éruptions cutanées dont son administration est assez souvent suivie ; aussi, dans ces derniers temps, *Bouchard* l'a-t-il remplacée avantageuse-ment par les naphtols. (V. ce mot.)

Préparation. — Pour l'usage interne, il ne faut prescrire que la naphtaline très pure : il est bon de la laver avec de l'alcool jusqu'à ce que celui-ci reste incolore. *Bouchard* et *Rossbach* ont recommandé la préparation suivante :

Naphtaline pure..........	} ââ 5 grammes.
Sucre en poudre..........	
Essence de bergamotte...	II gouttes.

P. f. 20 paquets ; prendre un paquet toutes les heures.

———

NAPHTOLS

(Naphtol-β ou isonaphtol, et Naphtol-.α)

I. Caractères du naphtol-β. — Le naphtol-β (isonaphtol)

$$C^{10}H^7OH$$

se présente sous forme de petites lamelles cristallines blanc nacré, ou d'une poudre cristalline, à saveur âcre et très piquante, à odeur très légère de phénol. A peu près insoluble dans l'eau (1 : 5000 à 18°, soit 0 gr., 20 par litre), il est très soluble dans l'alcool, 'éther et le chloroforme, légèrement soluble dans la glycérine et la vaseline liquide.

Propriétés du naphtol-β. — Le naphtol-β est un antiseptique puissant. Il est préférable à la naphtaline en ce qu'il n'occasionne pas de renvois désagréables et que sa toxicité est moins prononcée (*naphtaline* : dose antiseptique à 1ᵍʳ,51 pour 1 kil. d'animal; dose toxique à 3ᵍʳ40, et dose pathologique à 1 gramme; — *naphtol-β* : dose antiseptique à 0ᵍʳ,40, dose toxique à 3ᵍʳ,80, dose pathologique à 1ᵍʳ,10 [*Bouchard*]). On l'em-

ploie pour l'usage externe et surtout pour l'antisepsie intestinale.

Préparations de naphtol-β.

I. *Alcool naphtolé.*

Alcool à 60°.................... 1 litre
Naphtol-β .... 3 à 5 grammes.

S. — Pour l'usage externe.

II. *Pommade naphtolée.*

Naphtol..................... 2 à 4 grammes.
Vaseline 30   —

III. *Eau naphtolée.* (BOUCHARD.)

Naphtol-β .... 0^{gr},20.
Eau distillée bouillie........ 1 litre.

IV. *Cachets au naphtol-β et au salicylate de bismuth.* (BOUCHARD.)

Naphtol-β précipité.........⎫
Salicylate de bismuth.......⎬ āā 0^{gr},20 à 0^g,30.
Magnésie ou rhubarbe......⎭

Pour un cachet; en prendre 4 à 10 par jour.
S. — Pour l'antisepsie intestinale.

II. D'après *Bouchard* et *Maximovitch*, le
naphtol-α serait un antiseptique plus énergique
et moins toxique que le naphtol-β (3 fois moins
toxique), mais son action n'est pas encore bien

étudiée, aussi administre-t-on de préférence le naphtol β, mieux connu, et c'est celui-ci qui doit être délivré par le pharmacien lorsque l'ordonnance ne spécifie pas le produit.

ORTHO-HYDROXYBENZOIQUE (ACIDE)
Voir SALICYLIQUE (acide)

ORTHOPHÉNYLSULFUREUX (ACIDE). Voir ASEPTOL

OXYNAPHTOÏQUE-α (ACIDE)

L'acide oxynaphtoïque-α

$$C^{10}H^8O^3$$

cristallise en aiguilles fines incolores, fondant à 186°. Il ne se dissout dans l'eau que dans la proportion de 1 : 30000, et cette solubilité diminue de moitié environ dans l'eau acidulée, mais augmente dans les solutions alcalines et en présence de sels à réaction alcaline, comme le borax ou le phosphate de soude, avec lequel on peut obtenir des solutions à 4 %; il donne des solutions à 16 % avec l'alcool et l'éther. Son odeur rappelle celle du naphtol. Chauffé avec précaution, il se volatilise sans se décomposer. Il n'est pas combustible.

Propriétés. — *Helbig* et *Lübbert*, *Ellenberger* et *Hofmeister*, *Magerstein* se sont assurés que le pouvoir antiseptique de l'acide oxynaphtoïque-α est supérieur à celui de l'acide salicylique et de l'acide phénique. La présence de l'albumine ou de la gélatine ne diminue en rien son pouvoir antiseptique. Le sel sodique agit aussi comme antiseptique. L'acide oxynaphtoïque-α traverse l'organisme sans se décomposer. Comme il provoque une irritation locale intense, il ne faut l'employer que très dilué, ou en capsules. Les solutions à 4 % détruisent, en 2 à 3 heures, le staphylocoque pyogène doré et la bactéridie charbonneuse sans spores ; les spores ne sont tuées qu'après 6 jours de contact.

Préparations.

I. *Ouate antiseptique à l'acide oxynaphtoïque-α.*

(HELBIG.)

Acide oxynaphtoïque-α....... $3^{gr},5$
Alcool...................... 250 grammes.
Glycérine................... 50 —
Fuchsine.................... $0^{gr},005$

pour 200 grammes d'ouate.

II. *Onguent oxynaphtoïque.* (Helbig.)

Acide oxynaphtoïque-α ....   1 partie.
Vaseline...................... ..   10 parties.

III. *Collodion oxynaphtoïque.* (Helbig.)

Collodion...................... ...   95 parties.
Acide oxynaphtoïque-α.........   5   —

OXYPROPIONIQUE (acide). Voir Lactique (acide).

PARAMONOBROMOACÉTANILIDE. Voir Aseptine.

PERMANGANATE DE POTASSE

Le permanganate de potasse

$$MnO_4K$$

se présente sous forme de prismes rhombiques, presque noirs, d'un brillant métallique, rouge-pourpre par transparence. Il se dissout dans seize parties d'eau froide : il faut employer l'eau distillée, puisqu'il abandonne son oxygène aux matières organiques et les brûle en se décolorant : la solution aqueuse est d'un beau rouge-violet.

Propriétés. — Mis en contact avec des matières organiques, il les oxyde : d'où son action antiseptique. Il serait à employer contre les microbes anaérobies. Les taches rouge-brun qu'il laisse sur le linge et la peau s'enlèvent par un lavage à l'acide chlorhydrique dilué (1 : 100).

Préparations.

I. *Solution forte (caustique).*

Permanganate de potasse..... 0^{gr},40.
Eau distillée................ 100 grammes.

II. *Solution faible (désinfectante).*

Permanganate de potasse..... 0^{gr},08.
Eau distillée................ 100 grammes.

PÉTROLE BRUT.

Le pétrole brut entrave le développement des microbes aérobies, parmi lesquels ceux de la suppuration ; il n'agit pas sur les spores (spores du charbon) ; son pouvoir antiseptique est de moyenne intensité (*Dubief*).

PHÉNIQUE (ACIDE)

(*Phénol, carbol.*)

L'acide phénique

$$C^6H^5OH$$

n'est à proprement parler ni un acide, ni un alcool, et il serait préférable d'adopter la dénomination *phénol*. On emploie, pour l'antisepsie, plusieurs variétés d'acide phénique :

1° *Acide phénique cristallisé*. C'est une *masse cristalline* (longs cristaux taillés en pointe), incolore ou légèrement rougeâtre, neutre au tournesol, d'une odeur empyreumatique particulière, d'un goût piquant ; elle fond à la température de 34° à 35° en donnant un liquide fortement réfringent, bout à 180°, est soluble dans 50 à 60 parties d'eau, et se dissout en toutes proportions dans l'éther, le chloroforme, le sulfure de carbone, les huiles, la glycérine.

2° *Phénol absolu*. C'est de l'acide phénique

purifié, absolument débarrassé de tous les corps étrangers qui l'accompagnent. Il se présente en petits *cristaux détachés*, parfaitement blancs, se conservant très longtemps à l'air sans se colorer, fondant à 40°, et ne possédant plus l'odeur désagréable de l'acide phénique ordinaire. Il est entièrement soluble dans 15 parties d'eau froide, ce qui dispense d'ajouter de l'alcool pour le dissoudre. En raison de sa pureté, c'est le seul que l'on doive employer à l'intérieur.

3° *Acide phénique liquide*. C'est un mélange de 90 parties d'acide phénique et de 10 parties d'alcool; il se présente sous forme d'un liquide incolore ayant l'odeur de l'acide phénique et se dissolvant dans 18 parties d'eau.

4° *Acide phénique coloré*. C'est un produit impur présentant une coloration plus ou moins foncée et une odeur désagréable. Son prix peu élevé permet de l'employer pour la désinfection des locaux ou des objets peu susceptibles.

Propriétés. — L'acide phénique est un des antiseptiques les mieux étudiés et les plus anciennement employés. Les recherches de ces dernières années (V. Généralités sur les Antiseptiques) ont démontré que, par son pouvoir antiseptique, il le cède de beaucoup au sublimé et que, pour qu'il exerce son action bactéricide, il faudrait l'employer à des doses incompatibles avec la vitalité des tissus. De plus, il provoque très souvent de fâcheux phénomènes secondaires locaux (érythèmes et éruptions cutanées de diverses natures), et des phénomènes généraux non moins à craindre (céphalées, nausées, quelquefois vomissements; dans les cas graves : collapsus, coma, convulsions, pâleur de la face, parfois même mort; dès le début coloration noire des urines) (1). Il est d'autant plus difficile d'empêcher ces accidents, quand on emploie l'acide phénique en grande quantité, que cet acide est absorbé même par la peau *intacte*. Le dissolvant employé n'est pas non plus indifférent. Les solutions dans la glycérine très concentrées (5 à 30 : 30), et les solutions alcooliques, sont beaucoup moins irritantes que les solutions aqueuses même

(1) Comme antidotes on a recommandé le sulfate de soude (*Baummann*), le sucrate de chaux (*Husemann* et *Hummethun*), et tout dernièrement le savon médicinal ou un savon quelconque.

très diluées, et leur application locale est beaucoup moins douloureuse. L'odeur de l'acide phénique est aussi très mal supportée par beaucoup de malades. Tous ces inconvénients font que l'acide phénique est de plus en plus délaissé comme antiseptique, et qu'on lui substitue ordinairement le sublimé et l'iodoforme. Il est, cependant, très précieux pour la conservation des instruments (solution à 5 %), et en obstétrique (solution à 1 ou 2 pour 100).

Il est important de faire remarquer que, pendant l'hiver, il est nécessaire de maintenir les solutions phéniquées à la température moyenne d'une chambre chauffée, car l'acide phénique se sépare, par le refroidissement, de sa solution, laquelle devient trouble et inutilisable pour les opérations; si on laisse ce liquide trouble, pendant quelque temps, à une température de 15° à 20°, il redevient limpide (*Vicario*).

Préparations.

I. *Solutions aqueuses.*

1° *Solution forte.*

Acide phénique......... }	ãã 50 grammes.
Alcool................. }	
Eau distillée...........	1000 —

2° *Solution faible*

Acide phénique......... } *ââ* 25 grammes.
Alcool.................. }
Eau distillée............   1000   —

3° *Solution aqueuse où l'odeur de l'acide phénique est masquée* (PINARD).

Alcool....................... 45 grammes.
Acide phénique............... 15   —
Essence de thym............. 3   —
Eau bouillie 940   —

4° *Solution forte* (LUCAS-CHAMPIONNIÈRE).

Acide phénique........ } *ââ* 50 grammes.
Glycérine............. }
Eau.................... 1000   —

II. *Huile ou glycérine phéniquée.*

1° Huile ou glycérine....... 100 grammes.
   Acide phénique.........   5   —

2° Huile ou glycérine....... 100   —
   Acide phénique   10   —

III. *Vaseline phéniquée* (NUSSBAUM).

Acide phénique cristallisé.... 10 grammes.
Vaseline..................... 90   —

N.-B. L'acide phénique introduit dans l'huile ou la vaseline conserve une partie de son pouvoir désinfectant, lorsque ces corps gras sont appliqués sur des surfaces humides telles que la muqueuse du canal cervical ou du vagin, les doigts et les mains humides de l'opérateur, etc. ; il est absolument inefficace lorsque ces corps sont appliqués sur des surfaces sèches, instruments, catgut, soie, etc. (*Fehling, Wolfhügel*.) D'après les recherches de *Koch*, l'huile phéniquée serait dépourvue de toute propriété antiseptique.

IV. *Gaze phéniquée* (LISTER).

Acide phénique cristallisé .... 1 partie.
Résine commune .... 5 parties.
Paraffine........................ 7   —

Imprégnez de cette solution, faite à chaud, de la tarlatane ordinaire écrue ou blanchie, préalablement stérilisée ; séchez, pliez en plusieurs doubles et empaquetez.

V. *Protective silk* (LISTER).

Dextrine........................ 7 parties.
Amidon pulvérisé................ 2   —
Solution phéniquée froide à 2,5°/₀ 10   —

Recouvrez au pinceau, d'une mince couche de ce mélange, de la soie imbibée de vernis copal ; puis, après l'enduit, recouvrez de chaque côté d'une nouvelle couche de vernis.

VI. *Soie phéniquée* (CZERNY).

Alcool...................... ⎫
Acide phénique............. ⎬ *ââ* 5 parties.
Eau distillée............... ⎭ 100   —

Faites bouillir, pendant une heure, la soie dans cette solution.

VII. *Catgut phéniqué.*

Huile......... ....   5 parties.
Eau........................   100   —
Phénol....................   10   —

Laissez les boyaux de brebis dans cette émul-sion pendant au moins deux mois, et conservez après dans l'huile phéniquée; avant de s'en ser-vir, les placer pendant une demi-heure dans de l'eau phéniquée.

VIII. *Pommade phéniquée.*

Acide phénique..........   5 grammes.
Axonge................   5 à 10   —
Lanoline...............   90   —

PHÉNOL. Voir PHÉNIQUE (acide).

PHÉNOL (SALICYLATE DE). Voir SALOL.

PHÉNYLHYDRAZINE (CHLORURE DE)

Le chlorure de phénylhydrazine peut être employé en solution à 1 : 1000 ; il serait antiseptique même à l'état sec et gazeux. (*Marpmann.*)

PHÉNYLSALICYLIQUE (ÉTHER). Voir SALOL.

PIPÉRONAL

(*Aldéhyde pipéronylique, acide méthylène-protocatéchique*)

Le pipéronal.

$$C^6H^6O^3$$

se présente sous forme de petites écailles prismatiques, blanches, à odeur forte analogue à celle de la vanille et de la coumarine ; il fond à 45° et, à une haute température, se volatilise sans résidu. Insoluble dans l'eau froide, il se dissout dans l'eau chaude et prend l'apparence de gouttelettes huileuses ; l'alcool et l'éther le dissolvent bien.

Propriétés. — D'après *Frigani*, l'action antiseptique du pipéronal serait assez marquée ; de plus il est inoffensif et peut être, toujours d'après le même auteur, administré, sans danger aucun, à la dose de 2 à 3 grammes.

PIPÉRONYLIQUE (ALDÉHYDE). Voir PIPÉRONAL.

PYOCTANINE. Voir PYOKTANIN.

PYOKTANIN

(*Pyoctanine.*)

Les renseignements fournis par les auteurs qui ont étudié ce nouvel antiseptique, introduit dans le cours de l'année 1890 par *Stilling*, sont encore si contradictoires qu'il est tout à fait impossible de se prononcer sur sa valeur réelle et sur son avenir possible. Les uns (*Stilling, Vanscher, Petersen*, etc.) le considèrent comme un antiseptique presque idéal : action prompte et sûre, toxicité presque nulle, pas de contre-indications ; d'autres lui refusent toute action antiseptique (à peine admettent-ils son action inhibitoire sur le développement des microrganismes, surtout des microbes pyogènes), et signalent les dangers qu'il présente ; enfin, d'autres expérimentateurs ne l'ont pas trouvé supérieur aux antiseptiques déjà connus. En vérité, les faits bactériologiques aussi bien que cliniques, sont, pour l'instant, encore trop insuffisants pour que l'on puisse se former une idée précise sur le pouvoir microbicide du pyoktanin. Ce qui augmente encore la perplexité, c'est que, à proprement parler, les expériences et les observations des différents expérimentateurs et cliniciens ne sont pas comparables les unes aux autres. En effet, il existe quatre violets de méthyle (tri-, tétra-, penta- et hexa-méthylviolet) ; le pyoktanin bleu (le plus employé des deux pyoktanins : bleu et jaune) est-il un mélange de ces quatre violets de méthyle, ou de quelques-uns seulement, ou est-il un seul de ces derniers? Et, dans ce dernier cas, lequel? Toutes ces questions sont encore à l'ordre du jour; il faut donc réserver, jusqu'à nouvel avis, son opinion sur l'importance des couleurs d'aniline comme antiseptiques (1).

Préparations. — On se sert ordinairement d'une solution de pyoktanin bleu à 1 : 1000 à 2000, ou du crayon au pyoktanin bleu; on administre aussi des pastilles.

QUININE

La quinine exerce une influence antiseptique manifeste sur un grand nombre de ferments figurés et de bactéries (*Binz*).

(1) Il faut remarquer que, dans une récente communication, *Stilling* affirme l'homogénéité parfaite et la pureté des produits avec lesquels ont été faits les différents essais, mais il ne définit pas ces produits.

RÉSORCINE

(*Dioxybenzol*)

La résorcine $C^6H^4(OH)^2$ est très soluble dans l'eau, l'alcool et l'éther, insoluble dans le chloroforme et le sulfure de carbone ; sa saveur est sucrée, son odeur presque nulle, sa causticité très légère. La résorcine est supérieure à l'acide phénique par son pouvoir antiseptique et parce que, employée à l'intérieur, elle n'est pas toxique. (*Callias.*)

Préparations.

I. *Solution.*

Eau distillée..................	100 parties.
Résorcine	2 à 10 parties.

Pour badigeonnages, lavages et pulvérisations.

II. *Coton et gaze à la résorcine.*

Résorcine...................	30	grammes.
Glycérine...................	30	—
Alcool à 80°.................	100	—

Pour imprégner un kilogramme de gaze ou de coton cardé.

SALICYLIQUE *(acide)*

(Acide ortho-hydroxybenzoïque)

L'acide salicylique

$$C^0H^4(OH).CO.OH$$

se présente en cristaux blancs, légers, ressem
blant à des aiguilles, ou sous forme d'une
poudre blanche cristalline. Sa saveur est acide,
douceâtre ; il est presque inodore. Il se dissout dans 538 parties d'eau froide ; il est
facilement soluble dans l'eau chaude et le
chloroforme chaud, très soluble dans l'alcool
(1 : 2,5) et dans l'éther (1 : 2).

Propriétés. — C'est un bon antiseptique quoique, à proprement parler, il suspende la vie des
microrganismes plutôt qu'il ne les détruit.
(*Kuhn, J. de la Croix*). Les salicylates alcalins
seraient dépourvus de toute action antiseptique
(*Rossbach* et *Nothnagel*).

Préparations.

I. *Pommade salicylée.*

Acide salicylique..........   10 parties.
Lanoline... .... } āā 70   —
Axonge...................

II. *Solutions de 0,5 °/₀ à 1,5 °/₀*

SALOL

(Salicylate de phénol, éther phénylsalicylique)

Le salol

$$C^6H^4 <^{OH}_{CO.OC^6H^5}$$

est en très menus cristaux blancs qui donnent, au toucher, la sensation d'une résine.
Insoluble dans l'eau, la glycérine et les huiles lourdes de pétrole, il est soluble dans
l'éther, le chloroforme, la benzine, l'essence
de térébenthine, les huiles fixes et volatiles.

Sa solubilité croît avec la température. L'odeur du salol, ainsi que sa saveur, rappellent l'essence de Wintergreen. Il contient 40 °/₀ d'acide phénique et 60 °/₀ d'acide salicylique. En solution alcoolique, il prend, par l'addition d'une goutte de perchlorure de fer, la même coloration violette que l'acide salicylique.

Propriétés. — Les alcalis caustiques réagissent puissamment sur le salol : il y a saponification. C'est la réaction qui s'accomplit dans l'organisme au contact du suc pancréatique. Dans ce milieu, il se dédouble en acide phénique et acide salicylique ; d'où son action antiseptique très énergique. En s'appuyant sur ce fait, et sur ce que l'urine des sujets auxquels on administre le salol devient aseptique, *Dreyfus* conseille son emploi dans la blennorrhagie, et aussi dans tous les cas où il s'agit de pratiquer des opérations sur les organes urinaires. On ne sait pas exactement si le salol se dédouble en ses constituants quand on l'applique sur des plaies. Toutefois, quelques observations semblent démontrer que l'absorption du salol se fait aussi bien à la surface des plaies : *Périer* a retrouvé l'acide phénique et l'acide salicylique dans l'urine d'un malade chez lequel, après avoir fait l'évidement de la tête du fémur et de la cavité cotyloïde, il avait bourré la cavité avec du salol. Si l'émulsion de salol ne stérilise pas une substance remplie de microrganismes, en tous cas elle peut empêcher le développement de ces derniers.

Le salol peut être employé comme succédané de l'iodoforme. Il lui est supérieur en ce qu'il n'irrite pas la peau, qu'il ne provoque pas de phénomènes toxiques, et surtout en ce que son odeur n'est pas désagréable.

Préparations.

I. *Tablettes au salol.*

Gomme adragante............	1 gramme.
Gomme arabique...	3 grammes.
Eau.................... ...	10 —
Salol.	25 —
Sucre	60 —
Essence de citron	V gouttes.

F. S. A. — Diviser en 100 tablettes contenant chacune 0^{gr},25 de salol. De 2 à 4 grammes par jour.

II. *Cachets de salol.*

Salol en poudre................	1 gramme.

pour 1 cachet.

III. *Poudre à pansements.*

Salol pulvérisé.............................. ⎫ ââ P. E.
Amidon pulvérisé .... ⎭

IV. *Pommade au salol.*

Vaseline blanche............... 30 grammes.
Salol. .... 4 —

V. *Suppositoires au salol.*

Beurre de cacao............... 40 grammes.
Cire blanche .... $3^{gr},5$.
Salol....................... 10 grammes.
P. f. s. a. 10 suppositoires.

VI. *Collodion salolé.*

Salol... .... ⎫ ââ 4 grammes.
Ether .... ⎭
Faites dissoudre ; ajoutez :
Collodion élastique .... 30 grammes.

VII. *Liniment au salol.*

Huile d'olive................ 60 grammes.
Salol .... 10 —
Eau de chaux............... 60 —

SEPSICALYTINE

La sepsicalytine (substance obtenue par *Peckolt* des tubercules doux et amers de manihot, *euphorbiacées*) est un extrait brun, épais, d'une odeur particulière, d'une saveur amère, piquante. Insoluble dans l'éther absolu, le chloroforme, l'éther de pétrole, le sulfure de carbone et les huiles essentielles; elle se dissout dans l'éther aqueux et l'alcool, moins dans l'eau froide, et en partie seulement dans l'eau bouillante.

Propriétés. — La sepsicalytine serait un antiseptique très énergique dépourvu de toute action nuisible sur l'organisme (*Peckolt*).

SOUDE (BIBORATE DE). Voir BORAX.

SOZOLIQUE (ACIDE). Voir ASEPTOL.

SOZOIODOL

(Acide diiodoparaphénylsulfonique.)

Le sozoiodol

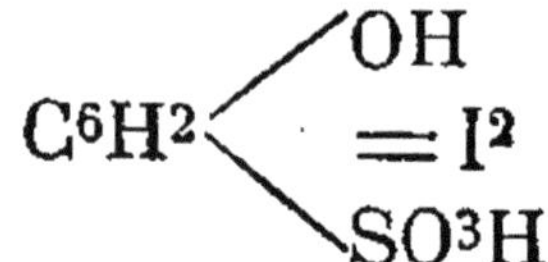

$$C^6H^2 \begin{cases} OH \\ = I^2 \\ SO^3H \end{cases}$$

ainsi que les composés potassique (sozoiodol difficilement soluble), sodique (sozoiodol facilement soluble), mercurique, d'aluminium, etc., sont proposés comme succédanés de l'iodoforme. Des recherches expérimentales ont démontré que leur pouvoir bactéricide est très accusé (*Langaard, Stern, Lübbert*). Ils sont préférables à l'iodoforme à cause de leur non-toxicité et de l'absence d'odeur désagréable.

Préparations. — Elles sont très nombreuses ; nous ne rapporterons que les plus importantes pour l'antisepsie.

I. Solutions aqueuses d'acide libre et de sels de sodium ou d'aluminium à 2 ou 3 °/₀ : On peut aussi en imprégner la gaze ou l'ouate.

II. *Onguent sozoiodolé.*

Sozoiodol potassique (1)......	30 grammes.
Lanoline	30 —

III. *Poudre de sozoiodol.*

Sozoiodol potassique (2)......	5	—
Talc de Venise ou sucre de lait	20	—

Solution de sozoiodol.

Sozoiodol de zinc...........	2	grammes.
Glycérine............	5	—
Eau distillée..............	100	—

(1) On peut aussi employer le sozoiodol de soude, ou d'aluminium ou de plomb.

(2) Ou de soude ; sozoiodol de zinc, en proportion de 1 : 10 ; sozoiodol de mercure, 5 à 10 °/₀

STYRACOL

(*Cinnamyl-gaïacol.*)

Le styracol

$$C^6H^4(OCH^3)\diagdown$$
$$O$$
$$C^6H^5.CH{=}CH.CO\diagup$$

cristallise en aiguilles oblongues fondant à 130°C.

Le styracol serait doué d'un pouvoir antiseptique énergique, entraverait les processus de la putréfaction et de la fermentation, et activerait la guérison des plaies et des ulcères.

STYRONE

Le styrone à l'état pur

$$C^6H^5.CH{=}CH.CH^3.OH$$

se présente sous forme d'aiguilles longues, minces, fondant à 33° et bouillant à 250°, à odeur rappelant celle de la jacinthe, à peine solubles dans l'eau, très solubles dans l'éther et l'alcool. Dans le commerce, on trouve le styrone cristallisé et le styrone liquide. Ce dernier est un liquide huileux, jaunâtre, à saveur âcre, à odeur agréable, non soluble dans l'eau, facilement soluble dans l'éther et l'alcool.

Propriétés. — Le styrone est un antiseptique très actif, non toxique et non irritant.

Préparations.

I. *Solution pour spray.*

Styrone......................	3gr,75.
Glycérine... ....}	
Eau............ . ...}	āā 30 grammes.

II. *Solution alcoolique pour injections dans l'otite moyenne.* (Tcheltzoff.)

Styrone liquide.	1gr,25.
Alcool...:.....................	30 grammes.

M. D. S. — Une cuillerée à dessert dans un verre d'eau tiède ; injectez 2 ou 3 fois par jour.

SUBLIMÉ CORROSIF

(Bichlorure de mercure.)

Le bichlorure de mercure

$$HgCl^2$$

se présente sous la forme d'une masse cristalline, inodore, incolore, transparente. Sa saveur est métallique, fortement caustique. Il se dissout dans 15 parties d'eau froide et dans 2 parties d'eau bouillante ; il est encore plus soluble dans l'alcool. Il se combine avec un grand nombre de chlorures métalliques. La plus importante de ces combinaisons est celle qu'il forme avec le chlorure de sodium :

$$HgCl^2.NaCl2 + H^2O$$

Propriétés. — Le sublimé est doué de propriétés antiseptiques extrêmement énergiques. Il serait même l'antiseptique le plus puissant et agirait encore en solution très étendue (pour les détails, v. les généralités sur les antiseptiques). Mais il faut bien remarquer que les données de *Koch* et des autres auteurs, sur la puissance fermenticide du sublimé, perdent beaucoup de leur valeur dans la pratique, puisqu'elles ne sont applicables qu'aux cas où il s'agit de solutions privées d'albumine. A la surface des plaies, une partie du sublimé entre en combinaison avec les substances albuminoïdes et, par suite, devient inactive. Dans le sang, le sublimé ne peut s'opposer sûrement à la putréfaction qu'en solution concentrée à 1 : 400 (*Mickulicz*). Les solutions de sublimé à 0,2 % ne suffisent pas à désinfecter en 24 heures les crachats des phtisiques, tandis que l'acide phénique à 5 % permet d'arriver très bien à ce résultat (*Schill-Fischer*).

Des recherches de *Marle*, il résulte que le sublimé ne précipite l'albumine de ses solutions *alcalines* qu'en l'absence du chlorure de sodium; au contraire, l'albumine n'est précipitée de ses solutions *acides*, par le sublimé, qu'à la condition qu'il y ait du chlorure de sodium. Il serait donc rationnel d'administrer à l'intérieur le sublimé sans y adjoindre le chlorure de sodium (liquides albumineux acides), et de ne se servir, pour les injections sous-cutanées, que du sublimé mélangé au chlorure de sodium (dans ce dernier cas le sublimé rencontre des liquides albumineux alcalins).

Pour prévenir la combinaison du sublimé avec les objets de pansement, ce qui les rendrait inefficaces, *Laplace* conseille d'additionner les solutions de sublimé de 0,5 % d'acide chlorhydrique ou d'acide tartrique : le pouvoir antiseptique en est considérablement augmenté, l'addition de l'acide empêchant le sel de mercure de former, avec les matières albuminoïdes des tissus, un précipité insoluble ou au moins colloïde. Le sublimé acide est d'autant plus à recommander que, grâce à son pouvoir antiseptique plus intense sur les solutions albumineuses, on peut employer des solutions très faibles, ce qui diminue d'autant les dangers d'intoxication ; de plus, il n'irrite pas les plaies. Voici la formule préconisée par *Laplace* :

Sublimé...................... 1 gramme.
Acide tartrique .... 5 grammes.
Eau distillée................ 1000 —

Quant aux objets de pansements tels que gaze, coton, etc., on les immerge, pendant 2 heures, dans la solution suivante :

Sublimé	5 grammes.
Acide tartrique	20 —
Eau distillée	1000 —

Le sublimé est très employé comme antiseptique en chirurgie aussi bien qu'en obstétrique. C'est surtout chez les femmes en couches qu'on a observé le plus grand nombre d'intoxications. C'est pourquoi il faut avoir soin de ne se servir que de solutions très diluées (1 : 2000 à 1 : 4000), et de ne pas laisser séjourner longtemps la solution de sublimé dans les voies génitales. Ces précautions sont surtout indispensables dans les cas de déchirures ⌣e la vulve, du vagin et de l'utérus, le sublimé étant absorbé avec énergie à travers ces solutions de continuité, et donnant lieu à tous les phénomènes d'intoxication par le mercure. On ne doit non plus jamais faire de l'irrigation continue avec une solution de sublimé.

Une autre cause d'intoxication par le sublimé est la limpidité et l'absence d'odeur de ses solutions, qui les font prendre souvent pour de l'eau. Pour empêcher ces erreurs, il faut prescrire le sublimé dissous avec une substance quelconque colorée. C'est ainsi que *Dubois* recommande, pour la désinfection des déjections, le sublimé mélangé avec le sulfate de cuivre (sublimé, 2 gr., sulfate de cuivre, 20 gr., acide sulfurique, 20 gr., et eau de pluie, 968 gr.). Pour les solutions employées en obstétrique, l'Académie de Médecine, après une discussion approfondie, a adopté, sur le conseil de *Budin*, la préparation suivante : ·

Sublimé corrosif...................... 0^{gr},25
Acide tartrique..................... 1 gramme.
Solution alcoolisée de carmin d'indigo sec à 5 °/₀..................... I goutte.

Mêler et réduire en poudre impalpable.

N. B. — Cette dose est pour 1 litre d'eau.

La solution de sublimé étant ainsi colorée en bleu, on se met presque sûrement à l'abri de toute erreur fatale, aucun des liquides qu'on emploie généralement en boisson n'étant coloré en bleu.

Préparations.

I. — *Gaze au sublimé.*

On dégraisse la gaze du commerce en la faisant bouillir dans de l'eau contenant 0,5 °/₀ de lessive de soude, puis on la lave jusqu'à ce que l'eau ne présente plus aucune réaction alcaline ; on la sèche, après quoi on la laisse séjourner pendant une demi-heure dans une solution de sublimé à 0,25 % (sublimé corrosif, 7gr,5, alcool, 1000 gr., eau distillée, 1500 gr., glycérine, 500 gr.); on l'exprime mollement, et on la met en paquets alors qu'elle est encore un peu humide. *Schéde* donne le mode de préparation suivant :

Sublimé.............................. 1 partie.
Eau................................. 100 parties.
Glycérine........................... 10   —

S. — Imbibez la gaze de cette solution, tordez et séchez.

Esmarch imprègne la gaze de la solution suivante :

Sublimé........................... 1 partie.
Sel marin .... 100 parties.
Glycérine......................... 40   —
Eau 1000   —

Il y a lieu de rappeler ici que, d'après *Haupt*, les linges à pansement perdent, en séchant à l'air, jusqu'à 16 0/0 de sublimé. Cette perte augmente avec la durée de la conservation, de sorte que, après un an, on trouve à peine des traces de sel non décomposé. On peut empêcher en partie la décomposition du sublimé en y ajoutant du sel marin ou de l'alcool.

II. — *Catgut au sublimé.*

D'après *Schede*, les cordes de boyaux, enroulées sur une bobine, doivent être placées pendant 6 à 12 heures dans une solution aqueuse de sublimé à 0,1 %, puis conservées dans l'alcool absolu.

III. *Soie au sublimé.*

Les fils, enroulés sur une bobine, doivent être mis à bouillir pendant 2 heures dans une solution aqueuse de sublimé à 2 %, puis conservés dans une solution aqueuse de sublimé à 0,1 %

IV. *Liqueur de Van Swieten.*

Bichlorure de mercure........   1 gramme.
Alcool à 80°................   100 grammes.
Eau distillée................   900   —

Cette solution étant d'un prix assez élevé, on la remplace avantageusement par la solution suivante :

Bichlorure de mercure........
Chlorure de sodium ou chlorhydrate d'ammoniaque..... } ââ 1 gramme.
Eau distillée................   1000 grammes.

V. *Pastilles au sublimé.*

Bichlorure de mercure...... ⎫ ââ 1 gramme.
Chlorure de sodium........ ⎭

Chaque pastille, dissoute dans un litre d'eau, donne une solution à 0,1 %.

VI. *Crayons de sublimé.*

Bichlorure de mercure en poudre. 10 parties.
Poudre de gomme adragante..... 5 —
Poudre d'amidon.... .... 25 —
Poudre de sucre .... 20 —
Dextrine....................... 40 —
Eau .... q. s.

SULFAMINOL

(*Thio-oxy-diphénylamine.*)

Le sulfaminol est une poudre jaune-clair, insipide et inodore, insoluble dans l'eau, bien soluble dans les alcalis, moins dans les carbonates alcalins, soluble dans l'alcool et l'acide acétique glacial ; les solutions sont colorées en jaune clair. Chauffé, le sulfaminol brunit et fond à 155° environ. Mis en contact avec les sucs de l'organisme, le sulfaminol se dédouble en soufre et en acide phénique.

Propriétés. — Le sulfaminol serait un bon succédané de l'iodoforme (*Merck*) ; il serait d'une innocuité absolue (*Kobert*).

SULFOBENZOATE DE SOUDE

Le sulfobenzoate de soude est proposé par *Ed. Heckel* pour le traitement des plaies :

I. *En poudre.*

II. *En solution*

Eau........................	1000 grammes.
Sulfobenzoate de soude.....	4 à 8 —

TÉTRAIODOPYROL. Voir Iodol.

THIORÉSORCINE

La thiorésorcine est légèrement teintée en jaune ; presque insoluble dans l'eau, elle est difficilement soluble dans l'alcool. Au contraire, ses sels se dissolvent bien dans l'eau. On peut l'employer comme antiseptique.

THIO-OXY-DIPHÉNYLAMINE. Voir Sulfaminol.

THYM (phénol de l'essence de). Voir Thymol

THYMIQUE (ACIDE). Voir THYMOL,

THYMOL

Le thymol

$$C^6H^3.OH.CH^3.C^3H^7$$

se présente sous forme de gros cristaux, d'une odeur semblable à celle du thym, peu solubles dans l'eau (1 à 1,5 : 1000), facilement solubles dans l'alcool et l'éther.

Propriétés. — C'est un antiseptique plus énergique que l'acide salicylique et que l'acide phénique, auxquels il est encore préférable par son odeur très agréable, par ses propriétés désodorisantes très accentuées, par sa volatilité plus faible; et, d'après *Husmann*, il serait, chez les animaux supérieurs, 10 fois moins toxique que l'acide phénique. On le recommande surtout pour l'antisepsie intestinale (*V. Martini Henry*). Pour les pansements, il peut remplacer l'acide phénique, une solution à 1 : 1000 étant douée d'un pouvoir antiseptique assez notable.

Préparations.

I. A l'intérieur, en pains azymes, jusqu'à 7 à 8 gr. par jour ($1^{gr},30$ à $7^{gr},70$ par 24 heures en plusieurs fois).

II. *Solution antiseptique de thymol* (Giraldès).

Alcool.....................	2 à 4 grammes.
Thymol....................	1 —
Eau	50 —

III. *Pommade thymolée* (Bouilhon-Pasquet).

Thymol	1 à 4 grammes.
Axonge....................	100 —

TRIBROMOPHÉNOL. Voir Bromol.

TRICHLORACÉTIQUE (ACIDE).

L'acide trichloracétique.

$$CCl^3.COOH$$

se présente sous forme de cristaux incolores, à odeur agréable et légèrement mordante, facilement solubles dans l'eau et l'alcool, et diffluents à l'air. En solution concentrée il est très caustique ; il coagule l'albumine.

Propriétés. — D'après *Filippovitch*, l'acide trichloracétique, en solution à 1 ou 2 %, détruit tous les organismes vivants. En solution plus faible (1 à 0,5 %), il n'entrave pas le développement des ferments, mais bien celui des bactéries. Comme pouvoir antiseptique, il n'y a que le sublimé et l'acide phénique qui lui soient supérieurs.

ZINC (Chlorure de).

Il est très soluble dans l'eau et l'alcool.
Très bon désinfectant (*Pettenkofer*). En solution de 1 à 5 % comme antiseptique.

ZINC (Sulfite de)

Le sulfite de zinc

$$ZnSO^3 + 2H^2O$$

serait un antiseptique non toxique et non irritant (*Hemston* et *Tichborne*.)

Préparation.

Gaze au sulfite de zinc.

Après avoir bouilli soigneusement la gaze, on

verse dessus, dans une cuvette plate, la solution
suivante :

Sulfate de zinc.......... ⎫
Sulfite de soude ......,. ⎬ ââ 60 grammes.
Eau bouillante ....   1 litre.

et on laisse reposer pendant 12 heures. Le sulfite de zinc, qui se forme par double décomposition, se dépose en cristaux microscopiques
sur la gaze qu'on débarrasse, par un simple lavage à l'eau, du sulfate de soude dont elle est
imprégnée.

Le sulfite de zinc séché se conserve pendant
très longtemps sans la moindre altération.

TROISIÈME PARTIE

DE LA DÉSINFECTION.

Par la désinfection, on cherche à se débarrasser des mauvaises odeurs dues à la putréfaction ou aux fermentations putrides, et surtout à détruire les agents virulents des maladies infectieuses. Cette définition de la désinfection indique que tous les antiseptiques sont en même temps des désinfectants. Sans nous arrêter à la classification banale des désinfectants en absorbants, antiseptiques, neutralisants, nous dirons tout de suite que dans la plupart des cas, c'est à la chaleur ou aux antiseptiques qu'on a recours pour désinfecter. Nous ne passerons pas non plus en revue les vieux procédés de désodorisation qui n'ont plus cours aujourd'hui, et nous nous contenterons de résumer les procédés modernes de désinfection dans le sens d'*antisepsie*, seuls admissibles à l'heure actuelle.

La chaleur est l'agent principal de la désinfection. Il vaut mieux employer la chaleur humide (*vapeur d'eau*) que l'air sec : d'abord, la chaleur humide est déjà désinfectante à des températures où l'air sec n'agit pas encore sûrement ; de plus, l'air sec demande beaucoup plus de temps, détériore les objets, et ne pénètre que très imparfaitement dans l'intérieur des corps poreux et volumineux. Cette différence de pénétration est due sans doute à la conductibilité plus grande de la vapeur d'eau comparativement à celle de l'air. L'action beaucoup plus puissante de la vapeur d'eau dépend de la chaleur latente de vaporisation. Voici comment *Sambuc* explique la cause et le mécanisme probable de l'action si nette de la vapeur d'eau : « Quand la vapeur se présente à la surface d'une masse de laine et y pénètre, elle y introduit avec elle la chaleur qu'elle détient, sans qu'il soit nécessaire d'invoquer la conduction à travers les molécules d'air persistant. Mais les molécules de vapeur qui introduisent elles-mêmes leur chaleur propre dans la laine n'y pourraient, par suite de la gêne opposée à leur circulation, se mouvoir qu'avec une lenteur fort éloignée des résultats fournis par l'expérience, sans l'intervention d'un autre phénomène décisif : la laine étant à une température inférieure à celle de la vapeur d'eau qui la baigne, celle-ci se refroidit et se condense en gouttelettes liquides dans une zone d'une certaine épaisseur. Le vide relatif produit dans cette zone est immédiatement envahi par une nouvelle quantité de vapeur qui pénètre dans une nouvelle zone plus intérieure et qui ne se condense que là, parce que celle-ci est froide encore, tandis que la première zone a été échauffée par la chaleur de vaporisation dégagée dans la condensation. » Le phénomène continue ainsi par une série de condensations de proche en proche, dont chacune ouvre à la vapeur l'accès d'une couche plus profonde, et cela avec la rapidité qui caractérise les vides successifs opérés conformément au principe de la paroi froide de Watt (*Vinay*)[1].

L'appareil le plus employé pour la désinfec-

(1) Voir, à la fin de cette partie, le tableau indiquant la température à laquelle les microrganismes sont tués.

tion par la chaleur humide est, en France, l'étuve à vapeur sous pression de *Geneste* et *Herscher*. A Paris, il existe des établissements publics de désinfection dépendant de l'administration de la Préfecture de la Seine, des services de désinfection dans les hôpitaux (dont trois ouverts au public), et des établissements privés.

La désinfection par la vapeur sous pression est surtout indiquée pour les vêtements, les objets de laine et la literie. Cette vapeur ne doit pas être surchauffée, les expériences d'*Esmarch* ayant démontré que la vapeur surchauffée est un désinfectant moins énergique que la vapeur d'eau non surchauffée.

Quant aux habitations, les procédés les plus en vogue sont les fumigations de soufre et les lavages avec des antiseptiques (surtout le sublimé).

Désinfection par le Soufre.

Les vapeurs de soufre sont-elles réellement douées d'une action désinfectante, et leur pouvoir bactéricide est-il bien démontré ? Il est encore bien difficile de se prononcer catégoriquement à ce sujet. Quelques expériences (de *Dubief* et de *Brühl*, p. ex.) semblent plaider en faveur du soufre comme bactéricide. En tout cas, les résultats pratiques sont assez favorables.

Voici la manière de procéder (*Dujardin-Beaumetz, Vallin*) :

L'acide sulfureux, étant très diffusible, pénètre profondément dans les porosités des tissus et même des murailles ; il faut donc empêcher qu'il diffuse trop promptement à travers les fissures du plafond, des planchers, des portes, des fenêtres. D'autre part, on sait qu'il décolore bien plus énergiquement les tissus humides ou mouillés que les tissus secs. Il est donc bon, avant de faire brûler du soufre dans une salle qu'on veut désinfecter, de charger l'air d'humidité, soit en aspergeant d'eau le sol ou le parquet, soit en passant une éponge humide sur les murs, ou en faisant bouillir de l'eau dans la chambre : cette vapeur d'eau, en pénétrant dans toutes les fissures, y retiendra l'acide sulfureux.

La fleur de soufre est préférable au soufre concassé.

Après avoir cubé la pièce aussi exactement que possible, on distribue le soufre sur des foyers en briques qui en contiendront au maximum 1 kilogramme. Il vaut même mieux qu'ils ne contiennent chacun que 300 grammes au plus. Il faut de 20 à 40 grammes de fleur de soufre pour chaque mètre cube.

On peut se servir aussi avec avantage des bougies sulfureuses de l'ingénieur *V. Deschiens*, ou encore des brûleurs au sulfure de carbone.

Quand le nombre des foyers à enflammer est grand, il convient, pour éviter la suffocation par les vapeurs qui se dégagent rapidement, de répandre une petite quantité d'alcool sur chaque amas de soufre ; il est ainsi plus facile d'allumer en un instant tous les foyers, et ceux-ci ont moins de chances de s'éteindre.

Les issues doivent être fermées avec soin ; on pourra même coller des bandes de papier sur les joints des portes et des fenêtres. Il faut laisser dans la pièce tous les objets meublants (tentures et literie).

La chambre doit rester close pendant douze heures, et mieux pendant vingt-quatre et même quarante-huit heures. On doit n'y entrer, lors de l'ouverture, qu'avec précaution, sans respirer, et y établir rapidement une large ventilation. Le local ne pourra être habité qu'après douze heures au moins de libre exposition à l'air. Il est même préférable d'attendre quarante-huit heures.

L'odeur du soufre est assez persistante, et détermine un embarras gastrique, un état nauséeux, un dégoût complet pour les aliments (*Czernicki*).

Pendant l'hiver, il est utile de chauffer au préalable les appartements qu'on veut désinfecter (*Mehlhausen*).

L'inconvénient de l'acide sulfureux est de couvrir le fer et l'acier polis d'une légère couche de rouille due à la décomposition de la vapeur d'eau contenue dans l'air, avec formation d'acide sulfurique au contact de l'air humide. Le cuivre et l'argent sont noircis ; les étoffes de laine ne sont pas altérées ; celles de soie, surtout celles de coton et de toile, le sont à un degré assez marqué quand la dose atteint ou dépasse 30 grammes par mètre cube, particulièrement quand l'air est humide, ce qui amène comme nous venons de le dire la production d'un peu d'acide sulfurique ; il faut donc opérer à sec et veiller à ce que les étoffes ne soient pas mouillées. Pour préserver les objets métalliques, il suffit de les recouvrir d'une légère couche d'un corps gras quelconque.

Tout récemment on a proposé de remplacer la vapeur de soufre par le *thiocamphre* : c'est un liquide obtenu par l'action de l'acide sulfureux sur le camphre. Il se conserve bien, à la température ordinaire, dans des bouteilles bouchées ; mais dès qu'on l'expose à l'air libre en couches minces, il se volatilise en dégageant un volume relativement énorme d'acide sulfureux gazeux : une bouteille de 180 grammes de thiocamphre pourrait dégager jusqu'à 20.000 centimètres cubes de gaz sulfureux. (*Reynolds*.) Mélangé à l'eau, le thiocamphre peut être employé comme un désinfectant quelconque.

Le chlore est inférieur aux vapeurs de soufre.

Désinfection par le Sublimé.

1° Porter à l'étuve tous les objets meublants (literie, tentures et tapis), ainsi que tous les objets qui ont été en contact avec le malade.

2° Laver la pièce avec des solutions de sublimé à 1 : 1000. On pourra rendre ces solutions moins dangereuses en se servant de la préparation suivante recommandée par *Salomon* :

Solution désinfectante.

Chlorure de sodium............	1 gramme.
Sulfate de cuivre..............	2 grammes.
Sublimé......................	1 gramme.
Acide tartrique...............	5 grammes.
Eau distillée.................	1 litre.

Pour faire ces lavages, on pourra se servir d'une éponge ou bien d'un pulvérisateur à main. (*Geneste* et *Herscher*.)

Guttmann et *Merk* imposent à la désinfection des locaux quatre conditions fondamentales :

1° Conserver l'intégrité des surfaces ;

2° Etre inoffensive pour les ouvriers chargés de la désinfection et pour les futurs habitants du local ;

3° Être d'une application facile ;

4° Être peu coûteuse.

Les pulvérisations au sublimé (à 1 : 1000) remplissent tous ces desiderata. Le procédé est des plus simples et des plus rapides : on remplit un appareil dans le genre d'un pulvérisateur de Richardson, mais plus volumineux, avec la solution de sublimé, et on projette le liquide pulvérisé sur les parois de l'appartement. Ces pulvérisations ne présentent aucun danger, soit pour les ouvriers chargés de la besogne, soit pour les habitants qui doivent occuper le local après sa désinfection. La seule précaution à prendre pour rendre inoffensive la solution mercurielle, c'est de faire suivre la première pulvé risation d'une seconde consistant en une solution de carbonate de soude à 10 : 1000, mais seulement lorsque les parois sont devenues complètement sèches. Il se forme une combinaison insoluble d'oxychlorure de mercure que l'on peut facilement faire disparaître en époussetant les parois avec un plumeau. Une autre précaution à recommander aux ouvriers, c'est de se couvrir la figure d'un masque qui protège les yeux, pour éviter l'action irritante du bichlorure sur la muqueuse oculaire (*Vinay*).

Comme mesure préparatoire, avant tout travail, il sera utile de fermer le local pendant deux heures au moins, afin de permettre aux germes disséminés dans l'atmosphère de se déposer sur le plancher et sur les meubles. Il faudra ensuite commencer l'opération en humectant préalablement le plancher, ainsi que le bois de lit et le mobilier.

Geneste et *Herscher* ont construit un appareil qui permet d'unir l'action de la chaleur à celle du sublimé.

N. B. — Les *vapeurs* de sublimé, de même, du reste, que celles d'acide phénique, sont tout à fait inefficaces (*Koch*, *Kreibohrn*).

On a proposé encore, pour désinfecter l'air d'une chambre, l'eucalyptol (*Kelayche*) et le mélange suivant :

Essence de romarin.........		10 parties.
— lavande.......	āā 2,5	—
— thym		
Acide azotique.............		30 —

Il faut agiter la bouteille avant l'usage, puis imbiber une éponge de cette solution et l'abandonner à l'évaporation spontanée.

Désinfection des Selles.

Dans la deuxième partie de ce volume, aux mots naphtols et naphtaline, nous avons exposé longuement les services rendus par ces substances, surtout par le naphtol-β, dans l'antisepsie intestinale : les matières fécales des personnes auxquelles on administre le naphtol sont presque inodores, et, grâce à sa faible solubilité, le naphtol reste assez longtemps en contact avec les masses fécales pour pouvoir exercer sur elles son action antiseptique. Dans ce même but, on employait autrefois le charbon et l'iodoforme, mais le naphtol leur est supérieur.

Pour désinfecter de grandes quantités de matières fécales, le meilleur moyen est l'action de la chaleur ; mais son application est très difficile. L'appareil de *Krehl* consiste essentiellement dans un grand réservoir où l'on jette les déjections et qui n'est réellement qu'un lieu de passage, car il communique largement avec deux chaudières où se fait la désinfection. Ces chaudières sont pourvues d'une double paroi très résistante, capable

de supporter une pression de sept atmos-
phères, et c'est dans l'intervalle de cette
double paroi que circule la vapeur. Le contenu des chaudières s'échauffe facilement; et,
lorsque le manomètre placé extérieurement
indique que la température est arrivée au
degré nécessaire pour la destruction défini-
tive des germes, on ouvre un robinet et on
fait sortir les matières désinfectées, qui
s'échappent sous pression et sont évacuées
vers l'égout par un conduit quelconque.

Quant aux composés chimiques, il est assez
difficile d'obtenir un mélange intime entre
les agents désinfectants et les matières qui
contiennent le principe infectieux. Les selles
diarrhéiques, comme les crachats, contiennent des substances albuminoïdes qui se
coagulent au contact des acides ou du sublimé et forment ainsi une barrière protec-
trice autour des germes (*Vinay*).

Le sublimé n'est efficace qu'à la condition
d'être acidifié par l'acide chlorhydrique et employé en solution à 2 : 1000 ; après un quart
d'heure de contact, les bacilles de la fièvre typhoïde et du choléra sont détruits et il ne se dé-

veloppe que des colonies peu abondantes de parasites communs; après 24 heures, les selles sont complètement stérilisées (*Uffelmann*).

L'acide phénique et la créoline sont dépourvus de toute valeur sérieuse (*Vinay*).

L'eau bouillante est insuffisante, même dans la proportion de 8 parties pour 1 partie de matières fécales. Le résultat est meilleur si on la mélange, à parties égales, avec de la lessive de cendres de bois ou de la lessive de potasse : stérilisation absolue après 6 heures dans le dernier cas (*Uffelmann*).

Le lait de chaux (1 partie de chaux : 20 parties d'eau ; 1 : 5 à 1 : 10) est excellent pour désinfecter les matières fécales des typhiques (*Vinay*).

Le sulfate de cuivre agit bien à la dose de 1 : 1000, surtout sur les excréments frais ; il n'est pas toxique et coûte peu (*v. Gerloczy*).

Ont été recommandés encore :

Chlorure de zinc (1 à 5 : 1000 ; désodorant très actif et désinfectant) ;

Sulfate de fer ou de zinc, 15 à 30 grammes par litre, à employer, par malade, dans les 24 heures ;

Terre sèche de jardin portée au four : on en verse 500 grammes sur chaque déjection ;

La poussière provenant des balayures, la suie, le charbon pulvérisé; les cendres de foyer, sont moins efficaces, mais d'un emploi très pratique. (*Vallin*).

Tout récemment, *Beselin* s'est trouvé bien, pour les selles des typhiques, de l'emploi du *désinfectol*. C'est un liquide huileux, brun-noir contenant, comme parties constituantes, des savons résineux et des composés sodiques des phénols, dissous dans des hydrocarbures; il est bien soluble dans l'eau; les émulsions aqueuses sont presque blanches, ou un peu grisâtres si l'émulsion est plus concentrée. Le désinfectol serait un désinfectant énergique des selles liquides : une émulsion à 5 % suffit pour désinfecter complètement, en 18 heures, un volume égal de matières fécales liquides; un volume donné d'une émulsion à 10 % désinfecte, en 18 heures, le double de son volume de matières fécales; une émulsion à 20 % les désinfecte en un quart d'heure. Par rapport aux selles liquides, le désinfectol (en émulsion à 5 %) serait au moins aussi énergique qu'une solution de créoline à 12 %, d'acide chlorhydrique à 33 °/₀, d'acide phénique à 5 °/₀, ou de sublimé (pur ou acidifié par l'acide chlorhydrique) à 0,2 °/₀. L'émulsion à 10 °/₀ serait supérieure sous ce rapport à tous les autres désinfectants usités; du moins elle ne serait pas inférieure à une solution d'acide phénique à 50 °/₀. Le désinfectol n'est pas caustique.

On peut aussi employer, pour la désinfection des vidanges, les huiles lourdes de houille. (*Dujardin-Beaumetz*.) Les anciens procédés au *sulfate de fer*, au *chlorure de chaux*, etc., sont absolument insuffisants et sont bons tout au plus pour détruire les mauvaises odeurs; mais ils n'ont aucune action sur les microbes pathogènes.

Désinfection des Crachats.

La dissémination de la tuberculose hors de l'organisme, se fait surtout à l'aide des crachats desséchés et pulvérisés (*Cornet*) : il est donc indispensable de défendre absolument aux malades de cracher dans un mouchoir, une serviette ou un drap, et à plus forte raison sur le parquet; il faut les obliger à cracher dans un récipient rempli d'un liquide antiseptique quelconque (le sublimé, p. ex.), et qu'on tiendra hermétiquement fermé dans les intervalles ; il faut veiller à ce que le crachoir contienne toujours un liquide, afin que la pulvérisation des crachats soit rendue impossible. Les crachats sont ensuite versés dans un vase rempli d'eau qu'on maintient en ébullition. Plusieurs appareils ont été construits dans ce but, mais aucun n'est entré dans la pratique médicale, à cause des inconvénients qu'ils présentent et des dépenses qu'ils occasionnent. Les antiseptiques sont peu actifs ; seul, le sublimé en solution à 1 % stériliserait les crachats ; l'acide phénique, la potasse, le sulfate de cuivre, le chlorure de zinc (à 5 %) ne donnent pas de résultats satisfaisants (*Grancher* et *de Gennes*). L'ébullition, au contraire, si elle est prolongée pendant 5 minutes, donne une désinfection sûre (*Schill* et *Fischer*.)

Pour la désinfection préalable on fera cracher les malades dans des récipients garnis de sciure de bois humectée avec les solutions suivantes (*Dujardin-Beaumetz*) :

I.   Chlorure de zinc liquide à 45°. 100 grammes.
     Eau de glycérine............   1 litre. ·

II. Acide phénique cristallisé...   5 grammes.
     Eau....................... 900   —
     Glycérine 100   —

III. Acide thymique cristallisé...   2   —
     Alcool 50   —
     Eau....................... 900   —

Jeter au feu le contenu des crachoirs.

On ne doit pas employer, pour garnir le fond du crachoir, du sable ou de la sciure de bois *secs :* ces matières sont pulvérulentes et facilitent trop la dessiccation des crachats. Comme il reste toujours, sur les parois du récipient, des mucosités adhérentes qui pourraient facilement se dessécher, il est nécessaire, après avoir jeté au feu le contenu du crachoir, de plonger celui-ci dans l'eau bouillante, et de l'y maintenir pendant quinze à vingt minutes. (*Vinay.*)

Désinfection des Personnes.

Elle comprend la désinfection des vêtements et le lavage des mains et de la figure.

1º Pour les vêtements, se servir des étuves à vapeur sous pression.

2º Pour les mains, utiliser les moyens suivants :

A. Curage mécanique des ongles, à sec.

B. Lavage et brossage au savon et à l'eau aussi chaude que possible, durant une minute au moins.

C. Lavage avec une solution antiseptique. L'une des meilleures est celle au sublimé modifiée par *Salomon*. (Voir plus haut *Désin fection des habitations* par le sublimé, p. 197.)

Dans les cas où les mains sont restées en contact avec des substances très infectieuses (autopsies), ajouter à ces précautions la suivante :

D. Lavage et brossage à l'alcool à 80º, pendant une minute au moins.

On peut aussi se servir des savons antiseptiques :

Savons désinfectants.

I. (Hélot.)

Acide borique................ 15 grammes.
Crême de savon............ 90   —

II. (Gay.)

Savon blanc de Marseille râpé   600 grammes.
Sulfophénate de zinc ......⎫
Essence de géranium ......⎭ ââ 15   —
Teinture de quillaya........   20   —
Solution alcoolique saturée
    d'éosine   4   —
Glycérine officinale........   90   —
Eau distillée ....   q. s.

3° Exiger que les personnes en contact avec les malades changent de vêtements quand elles vont au dehors.

La barbe et les cheveux devront être lavés aussi. Les cheveux seront courts (*Dujardin-Beaumetz*).

Températures auxquelles périssent les microrganismes.

Ce tableau, emprunté à *Vinay*, donne les résultats obtenus par *Sternberg* ; il contient aussi quelques résultats indiqués par différents auteurs dont les noms sont inscrits à côté des chiffres correspondants.

	En 10 minutes.	En 1 minute et demie.
	degrés.	degrés.
I. *Microcoques*.		
Staphylococcus pyogenes aureus	58	80
Staphylococcus pyogenes citreus	62	
Staphylococcus pyogenes albus	62	
Streptococcus de l'érysipèle	54	
Gonococcus	60	
Micrococcus tetragenus	58	
Micrococcus de Pasteur	52	
Sarcina lutea	64	
Sarcina aurantiaca	62	
II. *Bacilles*.		
Bacille de l'anthrax (*Chauveau*)	54	80
— de la fièvre typhoïde	56	
— de la pneumonie de Friedlaënder	56	
Bacille de la morve (*Löffler*)	53	
— de la diphtérie (*Zarniko*)	60	

	En 10 minutes.	En 1 minute et demie.
	degrés.	degrés.
II. *Bacilles* (Suite).		
Bacille de la tuberculose (*Galtier*)...............	60 (Résiste pendant 20 minutes). 71 (Résiste pendant 10 minutes.)	
Bacille du choléra asiatique	52	59
— du choléra nostras..	50	55
— du rouget du porc..	58	
— de la septicémie de la souris...............	58	
Bacillus napolitaneus......	62	
Bacille du choléra des poules	56	
Bacillus cavicida..........	62	
— crassus sputigenus	54	
— pyocyaneus.......	56	
— indicus..........	58	
— prodigiosus.......	58	
— cyanogenus......	54	
— fluorescens.......	54	
Bacille de l'acide lactique.	56	

	En 1 minute.
	degrés.
Bacillus subtilis (*Duclaux*) :	
Tyrothrix tenuis	à 100 (résiste).
— filiformis	à 100 (résiste).
— distortus.......	à 90-95 (résiste).
— geniculatus....	à 80 (succombe).
— scaber.........	à 90-95 (succombe).

III. *Spores*.

	Au bout de 10 minutes, sont détruites.
	degrés.
Bacillus anthracis	100
— alvei................	100
Bacille butylique	100
Bacillus myroïdes.............	100
Bacille de la tuberculose (*Yersin*).	70
— de la tuberculose (*Schill et Fischer*)........	100
Bacille de la fièvre typhoïde (au-dessus de)......................	60

	Au bout de 10 minutes, sont détruits.
	degrés.
Bacille de l'œdème malin (*Courboulès*) :	
État frais..............	100
État sec	120
Bacille de la diarrhée verte......	100

	Résistent pendant quelques minutes.
	degrés.
Bacillus subtilis (*Duclaux*) :	
Tyrothrix tenuis...... .	115
— filiformis.....	120
— distortus...,..	100-105
— geniculatus...	110
— scaber........	105-110

IV. *Virus divers.*

	Sont détruits en 10 minutes.
	degrés..
Vaccine (*Carstens* et *Cocrt*)	52-54
Peste bovine (*Semmer* et *Raupach*).	55

	Sont détruits en 10 minutes.
	degrés.
IV. *Virus divers* (Suite).	
Clavelée (*Semmer* et *Raupach*)....	55
Rage...............................	60
Charbon symptomatique (*Arloing*).	70 (en 2 h. 20 minutes.)
— — —	80 (en 2 heures.)
— — —	100 (en 20 minutes.)

TABLE DES MATIÈRES

DEUXIÈME PARTIE

TROISIÈME PARTIE

Paris. — Soc. d'imp. PAUL DUPONT (Cl.) 820.11.91.

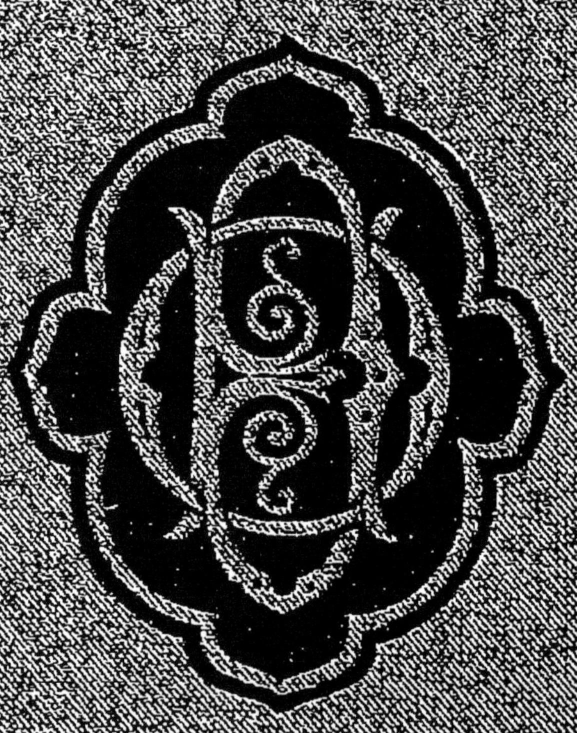

9 782013 700573